JN084122

ピンポイント解説！

アロマ&
ハーブ療法
Q&A

······································

グリーンフラスコ代表
東邦大学薬学部客員講師

林 真一郎 著

南 山 堂

•• 序 ••

　不眠や抑うつなどの精神疾患や，認知症などの老人退行性疾患の増加を背景として，統合医療 (integrative medicine) が普及しつつあります．統合医療とは，薬物療法や外科療法 (手術)，放射線療法などの現代医療と，ハーブ療法やアロマセラピー，心理療法や音楽療法などの補完・代替療法 (complementary and alternative medicine：CAM) のいずれをも視野に入れた，患者中心の医療のことをいいます．補完・代替療法にはさまざまな療法がありますが，そのなかでも比較的エビデンスを備えたハーブ療法やアロマセラピーが採用されるケースが多くあります．

　私は薬剤師の立場で統合医療に関わっているので，クリニックや病院，助産院や介護施設などから，ハーブ療法やアロマセラピーの導入について相談を受けたりアドバイスを求められたりすることが多いのですが，市販の書籍は一般の人向けに書かれているものが多いので，医療従事者の参考となるような情報源にはなりえないのが実情です．そこで，多忙な医療従事者が，ハーブ療法やアロマセラピーに関して知りたい情報や，知っておくべき内容をピンポイントで学べるようにQ&A形式でまとめたのが本書です．

　なお，統合医療の現場でハーブ療法やアロマセラピーが臨床応用されるとき，看護師や助産師，保健師などの医療職が行う場合と，アロマセラピストやハーバルセラピストなどの医療職ではないスタッフが行う場合があります．統合医療のなかでアロマセラピストやハーバルセラピストがチーム医療の一員として加わる場合には，本書に書かれているような知識や情報を身につけてもらいたいと思います．

　ハーブ療法やアロマセラピーが，サポーティブケア (支持療法) として臨床応用され，患者のQOLや医療スタッフとのコミュニケーションの向上に役立つことを期待しています．

2021年 1 月

林 真一郎

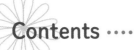

Contents

第1章

必要な基礎情報をピックアップ！　総論Q&A

第 **2** 章

領域別のアロマ&ハーブ療法Q&A

精神神経科領域

産科・婦人科領域

泌尿器・感染症領域

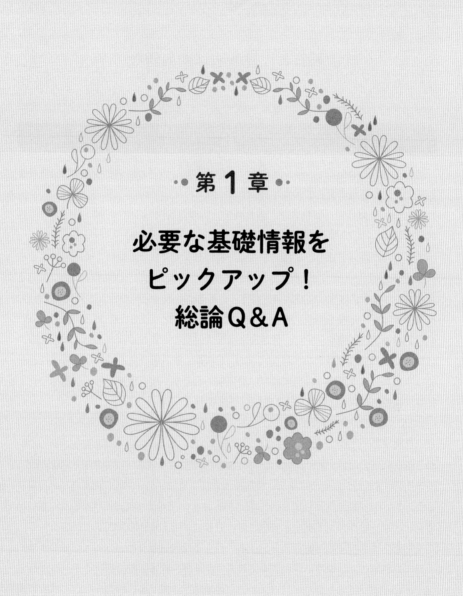

··第１章··

必要な基礎情報を
ピックアップ！
総論Ｑ＆Ａ

統合医療と代替療法は同義語なの？

　統合医療 (integrative medicine) は，「現代医療」と「それ以外の医療」のいずれをも視野に入れた患者中心の医療をいいます．

　「現代医療」は主に，薬物療法，外科療法，放射線療法の3つからなり，「それ以外の医療」は，代替療法 (alternative medicine) や，補完療法 (complementary medicine) と呼ばれます．この2つは似た概念なので，2つ合わせて補完・代替療法 (complementary and alternative medicine：CAM，カム) と呼ばれます．しいて言えば，代替療法は現代医療に置き換える，あるいは取って代わるニュアンスがあり，補完療法は現代医療を補う，あるいは付け足すニュアンスがあります．いずれにしろ，統合医療は現代医療を包括し，代替療法は現代医療とは異なりますので，統合医療と代替療法は同義語ではありません．なお，CAMは主に伝統療法や自然療法のことを指しますが，現代医療には含まれない最先端の医療や，現代医療としては認められていない医療もCAMに含まれることになります．

　また，ここでいう"患者中心"とは，「患者が自ら考え，自らが受ける医療を選択する」という意味で，医療サービスを主体的に選択しよう，あるいは選択する権利があるということです．CAMは，アーユルヴェーダや中国伝統医学 (traditional chinese medicine：TCM)，ホメオパシーや心理療法，植物療法や食事療法など選択肢がたくさんありますから，1人の医師だけで患者の選択した医療にオールマイティに対応することは難しいといえます．したがって統合医療医とは，さまざまなCAMの専門家ともネットワークをもち，患者が望む医療をコーディネートする役割を担うということになります．

　チーム医療という概念は現代医療にもありますが，統合医療におけるチーム医療には，アロマセラピストやハーバリスト，心理療法家やボディワーカーなど，医療の国家資格を有しない専門家も加わることになります．インターネットなど情報機器の進展や，慢性疾患，老人性退行疾患の増加といった病気の質的変化が背景となり，統合医療は確実に普及しつつあります．

現代医療と比べた統合医療の特徴とは？

　現代医療も統合医療も，患者の健康が回復するというゴールは一緒ですが，治療に対しての考え方にそれぞれ特徴があります．統合医療のリーダーであるアリゾナ大学のアンドルー・ワイル博士は，1997年にアリゾナ大学で統合医療プログラムを立ち上げました．そのワイル博士は統合医療の特徴を以下の4つのようにまとめています．

① 統合医療では，生体が生まれながらに有している自然治癒力や自己診断力を明確に意識し，この能力を支持して増強することが，治療の主要な目的と考えます．現代医学では，創傷治癒など一部の領域を除いて自然治癒力の存在はほとんど念頭にありません．

② 統合医療では全人的な医療を実践します．患者を単なる身体的存在とは考えません．患者は知的で感情的な存在であり，またスピリチュアルな存在でもあり，地域の共同体や社会の一員でもあります．こうした捉え方が，疾病に対する正確な診断や効果的な治療に関連します．

③ 統合医療では患者のライフスタイルを重要視します．健康か病気であるかは，遺伝子とライフスタイルとの相互作用によって決まります．ライフスタイルとは，食事や運動，休息や睡眠，ストレスや人間関係，職業などのあらゆる面を指します．統合医療の一部門であるライフスタイル医学は，医師に効率よく疾病を予防したり治療したりする情報や手段をもたらします．

④ 統合医療では医師と患者との関係性を重視します．医師が患者と向き合って彼らの話に耳を傾けるとき，その行動だけで，治療が施される前から治癒 (healing) がすでに始まっているのです．

　さらにワイル博士は，統合医療について次のように述べています．
　「統合医療を通じての医師と患者との特別な関係は，医師にとって最大の感情的な

報酬（喜び）の源となります．また，統合医療ではできる限り非侵襲的な療法を行い，経済的にも高価な技術に頼ることなく簡便な方法で対処します．さらに統合医療は本質的に伝統を重んじ，ヒポクラテスの "まず患者に害を与えないこと" "自然治癒力を重んじよ" といった医師への勧告に対して敬意を払います」．

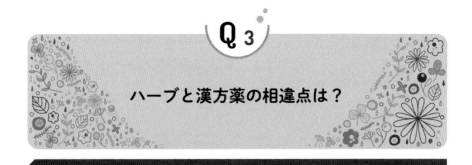

ハーブと漢方薬の相違点は？

·· Ａ ··

　ハーブと漢方薬の法的な相違点は，ハーブが食品分類であるのに対し，漢方薬は医薬品分類であることです．

　ハーブのカテゴリーには，植物および菌類（キノコなど）が含まれますが，漢方薬には植物に加えて動物や鉱物が含まれます．また，ハーブは植物の花部や葉部を用いることが多く，成分的な特徴としてはポリフェノールや精油が多く含まれます．一方で，漢方薬は植物の根部や根茎部，種子や樹皮を用いることが多く，成分的な特徴としては多糖類やリグニンが多く含まれます．そのため，花部などの柔らかい部分を用いるハーブの場合は熱湯抽出の時間を静かに待ちますが，根部などの固い部分を用いる漢方薬の場合は煎じる必要があります．なお，ハーブを漢方薬のように煎じてしまうと，含有される精油などの揮発成分を失うことになりますので，使用部位によっては気をつける必要があります．

　葛根湯が葛根・大棗・麻黄・甘草・桂皮・芍薬・生姜の7種の生薬からなるように，漢方薬は生薬を組み合わせて効能や効果を期待しますが，ハーブは基本的に単味で用います．ハーブもブレンドすることはありますが，目的が明確な場合はブレンド数を絞り込み，医療用では多くても3～4種となります．一方で，一般的に健康茶として飲用される場合はブレンドの数が増えます．

　ヒポクラテス医学に代表される伝統的なハーブ療法では，すべてのハーブを「温と冷」「乾と湿」という性質に分類し，本人の体質や気質に応じて用いていました．しかし現代のハーブ療法は，西洋医学的なアプローチで処方を決めます．つまり，東洋医学的な「証」に基づいて処方される漢方薬とは異なり，体質や気質に関係なく「胃潰瘍には消炎作用をもつジャーマンカモミールのハーブティーを空腹時に服用する」というような方法です．また，漢方薬は医薬品なのでハーブに比べると高い治療効果が期待できますが，方剤によっては長期使用に注意が必要なものもあります．使用期間においては，ハーブは生活のなかで楽しみながら継続できるという利点があります．

　なお，ハーブと漢方薬には相違点だけではなく共通点もあります．それはヒトが生まれながらに有している自然治癒力（自己治癒力と自己調節機能）に働きかける療法であることです．また，ハーブも漢方薬も抗酸化物質を豊富に含み老化制御に役立ちます．両者の特徴を知り，賢く用いることが大切です．

Q4

医薬品として認可されている
ハーブや精油は？

·· A ··

　一般的に，ハーブは法律上で食品に分類されるものを指しますが，なかには生薬として日本薬局方に収載されているものもあります．つまり，漢方薬局で取り扱っているサフランは医薬品であり，ハーブショップで販売しているサフランは食品です．また，精油は法律上では医薬品でも食品でもありませんが，なかには日本薬局方に収載されているもの，つまり医薬品として流通している精油もあります．

　ハーブでありながら日本薬局方に収載されているものには，サフラワー (紅花)，フェンネル (茴香)，カイエンペッパー (蕃椒)，シナモン (桂皮)，クローブ (丁子)，ターメリック (鬱金)，ジンジャー (生姜)，エゾウコギ (刺五加)，サフランなどがあります．一方で，一般名称は同じでも，ハーブと漢方薬の学名が少し異なるハーブがいくつかあります．アンジェリカ (*Angelica archangelica*) と当帰 (*Angelica acutiloba*)，バレリアン (*Valeriana officinalis*) と吉草根 (*Valeriana fauriei Briq.*)，ローズヒップ (*Rosa canina*) と営実 (*Rosa multiflora*) などがこれにあたります．

　また，同じハーブでも，日本薬局方に収載され生薬として活用される場合と，ハーブ療法として活用される場合とで作用目的が異なるものもあります．例えばシナモン (桂皮) は，生薬としては芳香性健胃薬ですが，最近のハーブ療法ではシナモンの血糖降下作用に注目が集まり糖尿病予防に用いられることがあります．またサフランは，日本薬局方では非麻薬性鎮痛薬，鎮痙薬とされ，不定愁訴や冷え症など，婦人薬としての活用が古くから知られていますが，最近のハーブ療法では脳由来神経栄養因子を活性化することから，認知症や抑うつによく用いられます．そしてエゾウコギ (刺五加) は，日本薬局方では催眠鎮静薬，食欲増進薬とされていますが，ハーブ療法ではストレス耐性を高める目的で活用されます．さらに最近では，エゾウコギに含まれるリグナンが腸内細菌によって修飾を受け，エストロゲン様作用をもたらすことが明らかになったため更年期障害や不定愁訴に用いられることもあります．こうした研究成果は，従来からの薬学系の研究に加えて，欧米で食品の機能性研究に莫大な予

算が投じられた結果としてもたらされたものです.

　次に，日本薬局方に収載されている精油には，ウイキョウ油，ハッカ油，オレンジ油，ユーカリ油，ケイヒ油，テレビン油 (主にマツ属の材またはバルサムを水蒸気蒸留して得た精油)，チョウジ油があります. ただし，これらの精油の多くは賦香料 (香りづけ) が使用目的とされ，アロマセラピーにおける使用目的とは異なります. ちなみに，アロマセラピーで軟膏剤の基剤として用いられるミツロウも日本薬局方に収載されています.

医薬品とハーブの治療カテゴリーとは？

A

　一般的に，医薬品は病気の治療に，ハーブは予防や健康増進のために用います．しかし，場合によっては病気の症状に対して医薬品よりもハーブが勧められる，あるいは奏効するケースがあります．

　ドイツでは，両者の使い分けについて4つのカテゴリーに分ける考え方があります．それは，① ハーブが第一選択薬になり，その代わりになる医薬品がない適応症，② ハーブを医薬品の代わりとして使用できる適応症，③ ハーブが医薬品による治療の補助として用いられる適応症，④ 医薬品を用いた合理的な治療の妨害，遅延をもたらすためハーブの使用が適切でない，あるいは誤りである適応症，の4つです．

1 ハーブが第一選択薬になり，その代わりになる医薬品がない適応症

　中毒性肝炎に対するミルクシスル，加齢による心機能の変化に対するホーソン，良性前立腺炎に対するソウパルメットなどがあてはまります．ミルクシスルは酸化障害を受けた肝細胞の新陳代謝を高め再生を促します．ホーソンは高齢者にも負担が少なく循環器の機能低下を防ぎます．ソウパルメットはホルモン薬に比べて性機能障害などの有害作用が少なくQOLを高めます．器質的な疾患ではなく加齢に伴う諸機能の低下などでは，医薬品よりもハーブのほうが有効性や有用性が上回る場合もあります．

2 ハーブを医薬品の代わりとして使用できる適応症

　機能性ディスペプシアに対するジャーマンカモミールやペパーミント，非特異的尿路感染症に対するクランベリーなどが含まれます．ジャーマンカモミールやペパーミントは心身相関的に作用し，胃のもたれなどの愁訴を改善します．クランベリーは尿道内の環境を改善します．

3　ハーブが医薬品による治療の補助として用いられる適応症

　肝臓病や呼吸器疾患などに医薬品を服用し，その支持療法としてハーブを併用するケースが該当します．

4　医薬品を用いた合理的な治療の妨害，遅延をもたらすためハーブの使用が適切でない，あるいは誤りである適応症

　救急や事故，外科手術などのケースがあてはまります．例えば，外科手術の前には抗凝固作用をもつガーリックのサプリメントを服用するのを避けるといった配慮が必要です．また，臓器移植などで免疫抑制薬を使用する場合にも，エキナセアなどの免疫賦活作用をもつハーブは禁忌となります．

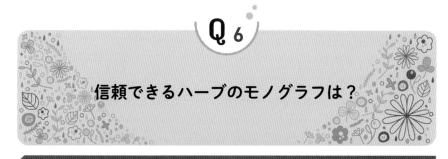

信頼できるハーブのモノグラフは？

ハーブのモノグラフには各国の薬局方のほかに，いくつかの信頼できる蔵書があります．

 コミッションEモノグラフ

ハーブの公的モノグラフとしては最も著名なモノグラフで，1978～1995年にかけてドイツ政府により設立されたE委員会（コミッションE）によって編集されました．E委員会はドイツ連邦政府の厚生大臣により設立された24人の委員からなる特命委員会です．ドイツ国内で医薬品として販売されているおよそ300種類のハーブが収載されています．本書は1998年にドイツ語から英語に翻訳されて，アメリカのハーブ団体であるアメリカン・ボタニカル・カウンシル（ABC）から発刊されています．

② イギリスハーブ概論

1990年にイギリスハーブ医薬品協会（BHMA）によって編集された84種類のハーブからなるイギリスハーブ薬局方（BHP）をもとにして，さらに詳細な情報を加えて1992年に出版されたモノグラフです．その後，2006年に80種類のハーブからなる第2版が出版されています．

③ ESCOPモノグラフ

ヨーロッパ連合（EU）が結成された以後も植物療法に関する規制や基準が各国で異なっていたため，それらを調整する必要に迫られました．このモノグラフは，1989年にEU各国の科学者により結成されたヨーロッパ植物療法科学協同組合（ESCOP）によって編集されたモノグラフで，その後2003年には80種類のハーブからなる第2版が，2009年にはサプリメントに用いられる35種類のハーブからなるモノグラフが出版されています．なおESCOPの目的は，ヨーロッパ全域における植物療法の科学的

および法的地位の向上にあります．

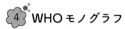

4 WHOモノグラフ

　世界保健機関（WHO）によって編集されたモノグラフで，ハーブの安全性や有効性，および品質管理に関する事項を定めており，1999年に28種類のハーブからなる第1巻が，2002年には30種類のハーブからなる第2巻が出版されています．WHOは，ハーブなど伝統医学の再評価とそれに基づく普及を推進しており，そうした流れのなかで作成されたものになります．

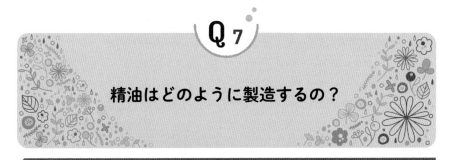

精油はどのように製造するの？

A

　精油はハーブの組織内で生合成され貯蔵されています．それを抽出する方法は主に3つあります．

1 水蒸気蒸留法

　精油の原料となるハーブを蒸留釜に詰め込み，水蒸気を通して精油を留出させます．それを冷却器に通して凝縮させると，水層と油層（精油）に分かれます．これを分離して精油を得ます．水層の蒸留水には若干の精油成分が溶け込んでいるため，芳香蒸留水あるいはフローラルウォーターと呼ばれます．アロマセラピーで用いられる精油のうち，柑橘類の精油を除くほとんどの精油がこの方法で製造されます．

2 圧搾法

　オレンジやレモンなど柑橘類の精油を採取するのに用いられる方法で，果皮の表面にある油房（油嚢）に蓄えられている精油を機械で圧力をかけて搾り取る方法です．水蒸気蒸留法では熱をかけるため蒸留の過程で精油成分が変化しますが，圧搾法では自然に近い状態で精油を得ることができます．なお，最近では柑橘類であるユズの精油などを蒸留法で製造する場合もあります．

3 溶剤抽出法

　バラやジャスミンなどの精油を製造する方法で，まず原料の花を石油エーテルやヘキサンなどの有機溶剤に浸して，花香を溶剤に移行させます．廃花を取り除いたあとに低温で溶剤を留去して，コンクリートと呼ばれる残留物を得ます．次に，コンクリートにアルコールを加えて加温溶解したあと，－20℃程度に冷却して析出するワックスなどの不溶分を除去します．それからさらにアルコール分を留去して精油を得ます．この方法で得た精油はアブソリュートと呼ばれます．バラの精油は水蒸気蒸

留法と溶剤抽出法のいずれでも製造されていますが，前者で得た精油はローズオットーと呼び，後者で得た精油はローズアブソリュートと呼ばれます．

　以上の3つの方法に加えて，より自然の香りに近い精油を得るために，超臨界流体抽出法という方法も行われています．これは超臨界流体の液化二酸化炭素などを抽出溶媒に用いる方法で，抽出に用いた液化ガスは，室温に放置すれば揮散し，精油だけが残ります．この方法はアロマセラピーの領域ではなく，香料業界で開発されたものです．ただし，この方法で得た精油は，水蒸気蒸留法で得た精油とは原料が同じでも，得られた精油成分やそれらの構成比が全く異なる場合があり，当然ながら用途や安全性も異なることに注意が必要です．

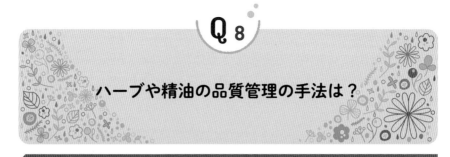

・・ A ・・

　ハーブや精油は，化学合成した単一成分の医薬品とは異なり多様な成分を含みます．また，それらの成分が全体として作用をもたらすという考え方なので，単純にある成分を有効成分として定量的に品質を管理することはできません．そこで，ある特定の成分に目をつけ，その成分の含有量を規格化して生物学的同等性を担保するという方法がとられています．この成分のことを指標成分（マーカー）といい，規格を満たしたものは「標準化エキス」などと呼ばれます．したがって，指標成分は有効性を保証するものではなく，再現性を保証するものになります．

　例えば，ドイツの公的なモノグラフであるドイツコミッションＥモノグラフでは，濃青色の精油であるジャーマンカモミールのドライハーブは青色精油を0.4％以上，ペパーミントのドライハーブは精油を1.2％以上含むことを規定しています．それぞれ青色精油や精油が指標成分に選ばれている理由は，ジャーマンカモミールの消炎作用の本体が青色精油であること，またペパーミントの清涼感や鎮痙作用の本体が精油であることからです．

　ほかに規定のある精油としては，イギリス薬局方では，ユーカリの精油について1.8-シネオールを80％以上含むことを規定しています．オーストラリアでは，ティートリーの精油についてテルピネン-4-オールを30％含み，かつ1.8-シネオールが5％以下の基準を満たすものを規格品として承認しています（1.8-シネオールは皮膚刺激のリスクがあるため上限値を定めています）．

　また，公的な規格基準ではありませんが，わが国のサプリメント業界の自主基準では，ブルーベリーエキスはアントシアニジンを25～36％，ミルクシスルエキスはシリマリンを70％，セントジョンズワートエキスはヒペリシンを0.3％以上含むことを規定しています．ちなみに，日本薬局方に収載されている生薬についても指標成分によって品質管理が行われています．例えば，カンゾウ（甘草）はグリチルリチン酸を2.0％以上含むこと，センナは総センノシド1.0％以上を含むこととされていま

す．またユーカリの精油については，シネオールを70％以上含むことを規定しています．

　ハーブや精油などの天然物の品質管理は，前述のような機器分析による方法に加えて，ハーブの香りや色，味などのヒトの五感による官能検査を併用して行います．

五感によるハーブの品質チェックとは？

A

　ハーブの品質管理の手法には，理化学機器を用いる機器分析と，ヒトの五感による官能検査があります．機器分析は精密な分析が可能ですが，機器が高価であることや分析に専門的な知識や技術が必要になります．一方で，官能検査はヒトの五感をセンサーとして行う方法なので機器が不要であり，手軽に行える利点があります．そしてハーブの有効成分は色素成分や呈味成分，芳香成分であることが多いため，五感を働かせることで，ある程度まで定量的な判断が下せます．

　色素成分を含むハーブの例としては，カレンデュラ (橙色) やブルーベリー (青色)，ウコン (黄色) などがあり，それぞれの有効成分であるカロテノイドやアントシアニジン，クルクミンの色素を表しています．例えば，カレンデュラは皮膚や粘膜の修復や保護を目的に用いられるのでその作用をもたらすカロテノイドを多く含むもの，すなわち橙色の濃いカレンデュラが良品ということになります．同じように，ブルーベリーは眼精疲労を和らげるアントシアニジンを多く含むもの，すなわち青色の濃いブルーベリーが良品であり，ウコンは強肝・利胆作用をもたらすクルクミンを多く含むもの，すなわち黄色が濃いウコンが良品と判断できます．

　呈味成分を含むハーブの例としては，アーティチョーク (苦味) やジンジャー (辛味) があります．アーティチョークの強肝作用は苦味質のシナロピクリンなので，苦味が強いアーティチョークが良品であり，ジンジャーの消炎・鎮痛作用は辛味成分のジンジャロールやショウガオールなので辛味の強いジンジャーが良品といえます．

　芳香成分を含むハーブの例としては，シナモンやクローブ，ペパーミントがあります．それぞれ桂アルデヒドやオイゲノール，メントールなどの芳香成分が消化促進作用をもたらすので，香りがしっかり残っているものを使うことが大切です．色が褪せているカレンデュラや，苦味を感じないアーティチョーク，メントール臭のしないペパーミントなどでは期待する効果は得られません．日頃から良品に接して五感をトレーニングしておくことが大切です．

　なお，触覚が品質管理に役立つ例としてアルテア（マシュマロウ）があります．アルテアには粘液質が多く含まれていて，咽頭や消化管の粘膜保護を目的に用いられます．アルテアの熱湯抽出液に指を入れてぬめりがあれば，粘液質が多く含まれていることが確認できます．

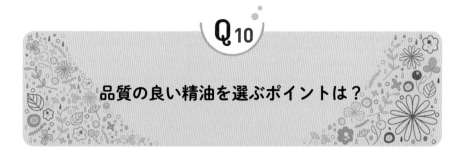

Q10

品質の良い精油を選ぶポイントは？

·· A ··

精油を入手する際には，容器に原植物名（学名）や産出国（産出エリア），抽出部位や抽出方法が記載してあることを確認します．

1 産出国（産出エリア）

精油の品質は原植物が生育する自然環境（土壌・水質・光線）の影響を受けます．品質の良い精油の生産地は一種のブランドとなり，名産地として知られています．そこでは品質を維持，向上するための努力を惜しまずに継続されているので，精油を購買する際に産地は品質チェックの目安になります．例えば，ゼラニウムの精油はフランス領レユニオン産のものが，ローズオットーの精油はブルガリア産やトルコ産が良品です．

2 抽出部位

同じ原料植物であっても抽出部位によって得られる精油の成分は異なります．例えば，ジンジャーの精油は根茎と葉で大きく異なります．

3 抽出方法

ローズの精油については蒸留法で得たローズオットーと，溶剤抽出法で得たローズアブソリュートがあり，精油の成分は大きく異なります．

最近ではオーガニック認定やFSC（Forest Stewardship Council® ：森林管理協議会）などの森林管理認定のマークを記載した精油も目にするようになりましたが，前者は環境面，後者は環境面と倫理面に対しての認定マークなので，精油の品質を科学的に担保するものではありません．さらに，100円ショップなどで精油が販売されていたという話もよく聞きますが，ヘルスケアに継続的に使うものなので粗悪品には

注意が必要です.

　ガスクロマトグラフィー（定性・定量分析手法）のデータがついた精油では, それが一つの目安になるとは思いますが, 分析の条件設定を含め, そのデータを読みこなすのは容易ではありません. ガスクロマトグラフィーのデータがついているからといって, それ自体が精油の品質を担保していることにはなりません. 日頃から五感を鍛え, 信頼できるアロマセラピストや専門店販売員の的確なアドバイスをもとに選ぶことが大切です.

　なお, 精油の品質は, あくまで使用目的に応じた相対的な評価になります. 例えば, ラベンダーの精油を安眠の目的に使う場合は鎮静作用をもたらす酢酸リナリルなどのエステル成分の多いラベンダーが良品ですが, 防虫を目的に使う場合は虫除け効果をもたらすシネオールやカンファーが多いラベンダーが良品ということになります. つまり, 使用目的に応じた品質の良い精油を選ぶことが大切です.

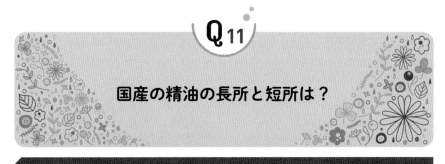

Q 11

国産の精油の長所と短所は？

A

　欧米の専門書が翻訳され，わが国にアロマセラピーが紹介されて以来，精油は世界各地から輸入され使用されてきました．ここ20年ほどで国産の精油に注目が集まり，各地の森林組合などで精油の蒸留が試みられ，国産の精油を用いた臨床研究も行われています．

　日本は南北に約3,000 kmと長い国のため，生態学的に多様な芳香植物が生育しています．実は精油の蒸留は今に始まったことではなく，和薄荷（わはっか）の精油などは，戦前に海外に輸出されており，世界の市場の半分以上を日本産の和薄荷精油が占めていた歴史があります．ドイツの公的モノグラフであるコミッションＥモノグラフに和薄荷の精油が収載されているのはその名残です．今ではペパーミントにその座を奪われてしまいましたが，品質的に劣っているわけではなく生産コストによるものです．また，樟脳（カンファー）もかつては大規模に生産されていて，香料や医薬品，工業原料として国内外で使われていました．

　国産の精油の長所の一つは，トレーサビリティ（ある物品の生産，流通の履歴を双方向に追跡することができる仕組み：追跡可能性）がしっかりしていることです．精油の生産者によっては，実際にアロマセラピストが精油の蒸留現場を見学することも可能です．また，ユズの精油の香りやヒノキの精油の香りなどは馴染みがあるため，初めてアロマセラピーを体験する人には良いきっかけになります．身土不二（しんどふじ）（その土地でその季節にとれたものを食べるのが健康に良いという考え方）というわけではありませんが，海外から輸入したものより国産のものに愛着を示す人が多いのも事実です．介護施設などで国産の精油を使うと，昔話に花が咲くといったこともよくあります．

　一方で，アロマセラピーで使う精油をすべて国産のものにすることは生態学的に難しいといえます．今のところ国産の精油として北海道モミや木曽ヒノキ，青森ヒバなどの樹木系と，高知ユズ，土佐小夏などの柑橘系が生産されています．国産の精油の短所としては，需要が予測できないので生産が小規模となり，結果としてコストが高

くなることです．また，台風や水害などで安定的な供給が困難になることがあります．このあたりは森林組合などの生産者とアロマ愛好家，アロマセラピストなど，消費者が互いに手を取り合って解決すべき課題といえます．

ハーブの収穫時期や適切な保存方法は？

··· A ···

　ハーブには，含有成分や含有量が季節や時間帯によって変動するものがあります．例えば，ダンディライオンの根に含まれるイヌリンは，春は2％ほどの含有量ですが，秋になると40％にも達します．したがって，収穫は1年のうち最適の時季を見計らって湿度の低い日を選んで行います．ただし，セントジョンズワートのように，使用部位が「開花時の地上部」と決められているものについてはそれに従います．

　収穫時期の目安として，「花部」を使うハーブは開花時に朝露が蒸発したあとに収穫します．「葉部」を使うハーブで落葉するものは開花直前か若葉の頃に，常緑のものは年間を通して収穫します．「根部」を使うハーブは秋に地上部が枯れたあとに地面が固くならないうちに収穫し，根部が乾燥して堅くならないうちに出刃包丁などで細断します．

　それぞれの収穫が済んだら速やかに"乾燥"に移ります．乾燥の目的は，ハーブに含まれる水分を飛ばして保存性を高めることにあります．ハーブによっては乾燥させることで成分が変化して作用が強まったり，逆に刺激成分が無毒化・低毒化したりする場合がありますので確認しておくとよいでしょう．なお，基本的に乾燥は風通しのよい場所で日干しで行いますが，精油成分は温度が高いと揮発してしまうことと，色素成分は紫外線によって劣化してしまうため，精油や色素を含むようなハーブは陰干しにします．乾燥は1週間ほどで完了し，学名や収穫時期，収穫場所を記載して保存します．乾燥機などを使う場合は，花や葉は25〜40℃，根や皮は40〜60℃で行います．ちなみに日本薬局方の生薬総則では，生薬の乾燥は通例60℃以下と定めています．

　ハーブを保存する場合は，光・温度・湿度に配慮します．精油や色素を含むハーブは光（紫外線）で劣化するため，できれば遮光のガラス容器で保存します．温度が高いと配糖体加水分解酵素などの活性が高まりハーブの劣化が進むので15℃以下で保存し，乾燥状態を維持することを心がけます．湿気は糸状菌などの微生物による汚染

の原因になります．一般的に保存状態が良ければ12〜18ヵ月ほど保存できます．つまり，1年のうちで一番良い時季に収穫して翌年までに使いきるのが基本です．

精油や植物油の適切な保存方法は？

∙∙ A ∙∙

1 精油の保存方法

　精油の保存では，精油成分の酸化や加水分解などの化学反応を防ぐため，遮光・密封・冷保存の3つが原則になります．このため，精油は遮光ビンに入れた状態で流通しています．例えば，柑橘系の精油に豊富に含まれるリモネンは，空気にさらすと容易にリモネンオキサイドやカルボン，カルベオールなどの酸化生成物を生じ香りも変性します．精油のなかでも特に柑橘系の精油の保存に注意が必要なのはこのためです．また，ユズの精油には圧搾して得た精油と蒸留して得た精油があります．前者のほうが後者よりも酸化に強いのは，ユズの果皮に含まれるビタミンEやカロテノイドなどの天然の酸化防止剤を含むためです．

　精油のなかには酸化物の生成によって抗菌作用が増強するものもありますが，アロマセラピーの領域では意図的に精油を酸化させて抗菌作用を高めるといった操作をすることはありません．なぜなら，一般に酸化物が増えると感作（繰り返される刺激に免疫が働き，アレルギー反応を起こす状態になること）のリスクも高まるからです．これに対して香料業界では，意図的にエイジング（熟成）と呼ばれる操作を行うことがあります．これは精油成分のアルデヒドやケトンとエタノールが反応してアセタールやケタールが生成し，香気がマイルドになるなど香水の価値を高めるためです．なお，精油は未開封であれば精油成分の変化はほとんどありません．

2 植物油の保存方法

　植物油は不飽和脂肪酸を豊富に含んでいるため酸化しやすく，精油と同様に遮光・密封・冷保存が原則です．例えば，リノール酸は酸化を受けてノネナールやヘキサナールなどのアルデヒドが生成します．なお，植物油であるホホバ油が酸化に強いのは，構造上，油脂ではなく液体ロウ（ワックス）に分類されるためです．

　油脂のなかで酸化に強いのは，椿（カメリア）油やマカデミアナッツ油です．これらは酸化しやすい多価不飽和脂肪酸に比べて，酸化しにくいオレイン酸やパルミトオレイン酸などの単価不飽和脂肪酸を多く含むためです．一方で酸化しやすい油脂としては，ローズヒップ油やイブニングプリムローズ（月見草）油，ヘンプシード油などがあり，保存容器や保管場所に注意が必要です．なお，酸化してしまった精油や油脂は元の状態（酸化前の成分）に戻せないため，保存に注意して早めに使いきるようにしましょう．

Q14

ハーブや精油に含まれるフィトケミカル成分の薬理作用の具体例は？

A

　ホワイトウィロウに含まれるサリシンや，アルファルファに含まれるジクマロールは，それぞれアスピリンやワルファリンの先導化合物です．このような例からハーブは医薬品の生みの親ともいえます．ハーブに含まれるフィトケミカル成分はさまざまな薬理作用をもちますが，その具体例を次の3つの作用機序に分けて示します．

1 受容体に作用するもの

　ジャーマンカモミールに含まれるアピゲニンは，ベンゾジアゼピン受容体に作用して抗不安作用をもたらします．大麻に含まれるテトラヒドロカンナビノール（THC）は，カンナビノイド受容体であるCB1受容体に作用し向精神作用をもたらします．一方で，コパイバの精油に含まれるβ-カリオフィレンはCB2受容体に作用し消炎作用をもたらします．タイムに含まれるフラボノイドはアセチルコリン受容体とヒスタミン受容体を阻害し，気管支平滑筋を弛緩させます．ジンジャーはセロトニン受容体拮抗作用により制吐作用をもたらします．

2 イオンチャネルに作用するもの

　ペパーミントの精油に含まれるメントールは，細胞内へのカルシウムイオンの流入を抑制することで平滑筋の収縮を抑制します．また，フィーバーフューに含まれるパルテノリドはセロトニンの放出を抑制し片頭痛を防ぎます．

3 酵素に作用するもの

　ホーソンに含まれるオリゴメリックプロアントシアニジン（OPC）は，アンジオテンシン変換酵素を阻害して血圧を下げます．また，アーティチョークに含まれるルテオリンはHMG-CoA還元酵素を阻害してコレステロールの合成を抑制します．ソウパルメットは5α-リダクターゼを阻害することでジヒドロテストステロンの生成を

抑制し，前立腺肥大や前立腺炎を防ぎます．ゼラニウムの精油に含まれるゲラニオールは，シクロオキシゲナーゼを阻害して消炎作用をもたらします．ヒースに含まれるアルブチンは，チロシナーゼを阻害してメラニンの合成を抑制し，色素沈着を防ぎます．なお，医薬品は単一成分が基本ですが，ハーブや精油は多様な成分が含まれ，各々の成分が相乗効果を発揮することに特徴があります．

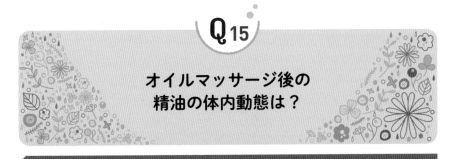

オイルマッサージ後の
精油の体内動態は？

... **A** ...

　ラベンダーの精油を2％濃度に希釈したマッサージオイルでヒトの腹部をマッサージし，腕から採血して血漿中の主要成分 (酢酸リナリルとリナロール) を定量した結果，2つの成分ともおよそ20分後にピークに達し，90分で消失したという報告があります。精油の体内動態についてはいまだに未知の部分が多いのですが，これまでに次のことが明らかになっています。

1 吸 収

　精油成分は脂溶性かつ分子量が300程度なので，容易に経皮吸収されて全身循環に入ります。皮膚から吸収される精油はおよそ4〜25％で，皮膚の全層 (表皮・真皮・皮下組織) に浸透するのに20〜60分ほどかかります。入浴中に起こるような角質の水和現象やマッサージなどの手技による圧力は，経皮吸収を促進させます。なお，血中の精油成分の一部は血液脳関門を通過して脳内に移行し，直接作用していると考えられています。また，鼻腔粘膜から吸収された芳香分子は，容易に中枢神経系に到達すると考えられています。

2 分 布

　精油成分は血漿タンパク質と結合して不活化し，全身を巡ります。脂溶性の高い精油成分は脳などに，水溶性の高い成分は副腎，腎臓などに親和性をもつと考えられています。

3 代 謝

　精油は主に肝臓で代謝を受けます。第Ⅰ相反応では肝シトクロムP450による酸化や加水分解を受け，第Ⅱ相反応ではグルクロニド抱合や硫酸抱合，グルタチオン抱合などを受けます。ラベンダーの精油成分である酢酸リナリルは，血清エステラーゼに

より酢酸とリナロールに加水分解され，リナロールはシトクロムP450で酸化されたあとにグルクロニド抱合されます．なお，皮膚においても精油はエステラーゼなどの酵素により代謝されます．

　最近では，統合獣医学やホリスティック獣医学などで動物を対象にアロマセラピーが実践されることがありますが，例えばネコやフェレットは肝臓での第Ⅱ相反応でグルクロン酸との抱合力が弱く，代謝がうまくできずに肝障害を起こす可能性があるため注意が必要です．

4 排　泄

　代謝を受けた精油成分のほとんどは水溶性になり，尿中や呼気中に排泄されます．量は少ないですが糞便中にも排泄され，さらに母乳中にも排泄（分泌）される可能性が指摘されています．

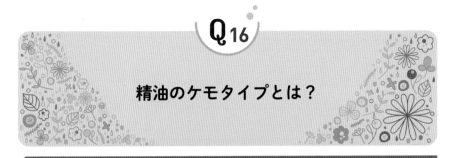

Q16

精油のケモタイプとは？

・・ **A** ・・

　精油は天然物のため，含有成分やそれらの構成比に若干の変動があります．ただし，変動するといってもある範囲内に収まることが知られています．例えば，ラベンダーの精油には酢酸リナリルが含まれますが，その値は全体のおよそ30〜40％に収まります．

　ケモタイプとは化学種と訳され，同一学名の植物であっても生育する土壌や太陽光線の量，水質などのビオトープ（生物群集の生活環境）の違いなどによって，その植物から抽出された精油の含有成分やそれらの構成比が，標準タイプに比べて著しく異なる精油のことをいいます．注意すべきなのは，ケモタイプという概念はあくまで同一学名のものであることです．学名が異なれば成分が著しく異なるのは当然だからです．精油の作用は含まれている精油成分やその構成比によって決定されるため，ケモタイプの精油は，標準タイプの精油と作用や適用，毒性などが異なります．

1 タイムのケモタイプ

　タイムには次のような7種類のケモタイプの精油が存在します．そのうちの一つは標準タイプに比べてシネオールの含有量が著しく多いので「シネオールタイプのタイム」と呼び，*Thymus vulgaris ct cineol* と表記します．

① シネオールタイプ	② リナロールタイプ	③ ゲラニオールタイプ
④ テルピネオールタイプ	⑤ ツヤノールタイプ	⑥ チモールタイプ
⑦ カルバクロールタイプ		

　上記7種類のうち，②と③はアルコール類（リナロールやゲラニオール）が多いので比較的刺激は少なく，風邪の咳症状を抑えるために胸部に塗布する方法などがあります．⑥と⑦はフェノール類（チモールやカルバクロール）が多いため，皮膚刺激や

肝毒性のリスクに注意します.

2 ローズマリーのケモタイプ

　ローズマリーには次の3種類のケモタイプの精油が存在します.

① カンファータイプ　② シネオールタイプ　③ ベルベノンタイプ

　ローズマリーの香りは記憶力を高めるため芳香浴で用いられますが，①と③は神経毒のリスクがあるケトン類を含むので芳香浴には不適となります．①は運動後の筋肉痛などにオイルマッサージで用います．また，②は呼吸器系の不調に芳香浴で，③は肺のうっ血除去に塗布で用いるなどの方法があります.

ハーブや精油の注意すべき
医薬品との相互作用は？

セントジョンズワートは薬物代謝酵素を誘導するため，厚生省（当時）は2000年5月10日にセントジョンズワート含有食品と次の医薬品との併用に関する注意を促す発表を行いました.

---

① インジナビル（抗HIV薬）　　② ジゴキシン（強心薬）
③ シクロスポリン（免疫抑制薬）　④ テオフィリン（気管支拡張薬）
⑤ ワルファリン（血液凝固防止薬）⑥ 経口避妊薬

実は，医薬品と薬物相互作用を起こす可能性があるハーブはセントジョンズワートだけではありません．ハーブの成分や精油成分は医薬品と同様に，吸収，分布，代謝，排泄の生体内から消失する過程で何らかの作用をもたらすため，理論的にはすべてのハーブや精油に薬物相互作用が発現する可能性があるということになります．そこで個々のケースを丸暗記するのではなく，次に示すハーブや精油がもたらす4つの傾向を知っておくことが大切です.

1 肝薬物代謝酵素の誘導

フィトケミカル（植物化学）成分は生体異物（xenobiotics）であるため，体内に入ると生体防御システムが始動して代謝酵素を誘導するなど，異物を分解，排出する方向への反応が生じます.

2 抗血栓作用の増強

活性酸素は血小板凝集を促進しますが，フィトケミカル成分は活性酸素を消去する作用があります．また，フラボノイド類は血小板のシクロオキシゲナーゼ（COX）を阻害し，抗血栓作用をもたらします.

③ 光感受性の増強

ハーブに含まれるクロロフィル（葉緑素）は光感受性を高めます．また，精油に含まれるフロクマリン類の成分（例えばベルガモットの精油に含まれるベルガプテンなど）も光感受性を高めます．

④ 経皮吸収の促進（精油）

外用で皮膚に精油を使用した場合，精油成分は経皮吸収されます．その精油を使用した場所に経皮吸収型製剤を貼付した場合や軟膏剤を塗布した場合に，その医薬品の経皮吸収が高まる可能性があります．

ただし，ハーブや精油と医薬品との薬物相互作用についてはあくまでも理論的な推察であり，またハーブや精油の使用は微量かつ調整作用に優れているため実際のリスクは少ないと考えられています．

医薬品と相互作用を起こす可能性がある ハーブの具体例は？

セントジョンズワートなど，いくつかのハーブにはある種の医薬品と併用した場合に相互作用が発現する可能性が知られています．ハーブと医薬品との相互作用について，詳しくは『メディカルハーブ安全性ハンドブック第2版』(東京堂出版，2016)を参照いただければと思いますが，ここでは，主要な10種のハーブと医薬品との相互作用の可能性を簡潔に示します．

① セントジョンズワート

CYP3A4などの薬物代謝酵素を誘導するため，インジナビル (抗HIV薬)，ジゴキシン (強心薬)，シクロスポリン (免疫抑制薬)，テオフィリン (気管支拡張薬)，ワルファリン (血液凝固防止薬)，経口避妊薬などと併用すると医薬品の血中濃度が低下する可能性があります．

② イチョウ葉エキス

血小板活性化因子 (PAF) を阻害するため，ワルファリンやアスピリンなどの血液凝固防止薬 (抗凝固薬) と併用すると出血傾向を示す可能性があります．

③ エキナセア

免疫賦活作用をもたらすため，シクロスポリンなどの免疫抑制薬と併用すると医薬品の作用を減弱する可能性があります．

④ ジャーマンカモミール

クマリンまたはクマリン誘導体を含み抗凝固作用をもたらすため，ワルファリンなどの抗凝固薬と併用すると医薬品の作用を増強する可能性があります．

⑤ 朝鮮ニンジン

抗血小板作用があるため，ワルファリンなどの抗凝固薬と併用すると出血傾向を示す可能性があります．

⑥ サイリウムハスク（インドオオバコの種皮）

食物繊維や粘液質を豊富に含むため，医薬品と併用すると医薬品の吸収を遅延または低下させる可能性があります（医薬品とサイリウムハスクを服用する時間を少なくとも1時間以上あければ，こうした相互作用の可能性は回避できます）．

⑦ マテ

カフェインを含むため，中枢神経刺激薬と併用すると興奮をもたらす可能性があります．

⑧ バレリアン

抑制性神経伝達物質であるGABAの代謝に関与して鎮静作用をもたらすため，鎮静薬や睡眠薬と併用すると医薬品の作用を増強する可能性があります．

⑨ ブラックペッパー

ブラックペッパーに含まれるピペリンはある種の医薬品の吸収を高め，排出速度を低下させることが知られています．したがって，ブラックペッパーと医薬品を併用すると医薬品のバイオアベイラビリティを増加させる（一般的には作用の増強）可能性があります．

⑩ マルベリー

マルベリーに含まれるデオキシノジリマイシン（DNJ）は，二糖類分解酵素を阻害して糖の吸収を抑制します．したがって，マルベリーと血糖降下薬を併用すると血糖コントロールに影響を与える可能性があります．

Q 19

医薬品と相互作用を起こす可能性がある精油の具体例は？

•• A ••

　医薬品と精油の相互作用について，詳しくは『精油の安全性ガイド 第2版』(フレグランスジャーナル社，2018) を参照いただければと思いますが，ここでは，特に知っておくべき具体例を簡潔に示します.

1 肝薬物代謝酵素への影響

　ユーカリの精油は酵素を誘導し，ペパーミントの精油は酵素を阻害します.

2 抗凝固作用

　バーチの精油やウインターグリーンの精油，それにクローブの精油やガーリックの精油は抗凝固作用を増強します.　なお，バーチの精油成分やウインターグリーンの精油成分の95％以上をサリチル酸メチルが占めています.

3 光感受性の増強

　フロクマリン類のベルガプテンを含むベルガモットの精油や，同じくフロクマリン類のアンゲリシンを含むアンジェリカの精油では光毒性の注意が必要です.

4 経皮吸収の促進

　シネオールを含む精油 (ユーカリなど) や，リモネンを含む精油 (オレンジなど)，メントールを含む精油 (ペパーミントなど) が，医薬品の経皮吸収を促進します.　経皮吸収が過度に促進した場合には有害作用の発現リスクが生じます.　最近では，がん性疼痛治療薬やホルモン補充薬，アルツハイマー認知症治療薬など経皮吸収型製剤が増加していますが，オイルマッサージを施した部位には貼付を避けるなど，注意が必要です.

　オイルマッサージの基剤に用いられる植物油の脂肪酸であるオレイン酸なども，医薬品の経皮吸収を促進させることが知られています.　これは，不飽和脂肪酸の二重結

合の部分が立体構造でねじれをもたらすため，秩序正しく配列している脂質構造に乱れが生じて物質が通りやすくなるためです．エタノールなど親水性の溶媒も経皮吸収を促進するので，ローション剤なども医薬品の経皮吸収を促進します．

　このほかに，アニスの精油やフェンネルの精油，クラリセージの精油は，エストロゲン様作用をもつため，ホルモン補充薬と併用する際には配慮が必要です．また，ローズの精油やラベンダーの精油は抗不安作用をもつため，抗不安薬と併用する場合には作用が増強する可能性があります．

医薬品と相互作用を起こす可能性がある食品や飲料の具体例は？

食卓に上る一般の食材や嗜好品にも，医薬品との相互作用が生じるケースが報告されています．具体的なケースをいくつか紹介します．

① ビタミンK含有食品とワルファリン

納豆や緑黄色野菜などのビタミンK含有食品とワルファリンを併用すると，ワルファリンの抗凝固作用を減弱する可能性があります．具体的にはパセリやシソ，ブロッコリーやホウレンソウなどで，クロレラや青汁も注意が必要です．納豆はビタミンKを含むとともに，納豆菌が腸内でビタミンKを産生します．

② グレープフルーツジュースとカルシウム拮抗薬

グレープフルーツジュースとカルシウム拮抗薬（高血圧治療薬）を併用すると，医薬品の作用を増強する可能性があります．これはグレープフルーツに含まれるベルガモチンなどのフロクマリン類が小腸粘膜の薬物代謝酵素を阻害するためです．コップ1杯のグレープフルーツジュースを飲んだ場合には，この作用は4日間程度，持続します．

③ 緑茶と鉄剤

緑茶と鉄剤を併用すると，緑茶に含まれるタンニンのフェノール性水酸基が鉄イオンとキレート結合して鉄の吸収を抑制します．そのため，以前は鉄剤を緑茶で飲むことは禁止されていましたが，現在では日常量では制限する必要はないと考えられています．

④ アルコール飲料と精神神経系薬

アルコール飲料は中枢神経系を抑制するため，鎮静薬や抗うつ薬の作用を増強します．

またアルコールは潰瘍を誘発するため，アスピリンやイブプロフェンなどの非ステロイド性抗炎症薬による胃粘膜損傷のリスクを高めます．

5 カフェイン飲料と精神神経系薬

　コーヒーや紅茶などのカフェイン飲料は大脳皮質に作用して中枢神経系を興奮させるため，鎮静薬や抗不安薬などの効果を減弱させます．また，コーヒーや紅茶にはカフェインのほかにテオフィリンを含んでいるので，気管支拡張薬であるテオフィリンをコーヒーや紅茶で服用した場合には，頭痛や心悸亢進などテオフィリンの副作用が増強する可能性があります．カフェインはコーラなどの清涼飲料水やチョコレートなどのお菓子，さらに風邪薬や疲労回復用の栄養ドリンクなどにも含まれているので注意が必要です．

メディカルハーブ導入時に揃えておくべきハーブは？

A

　導入時のハーブの種類は，汎用性が高いものに絞ると在庫回転率が高まるので，ハーブが入れ替わる回数も多くなり新しいものを飲むことができます．具体的には，次の8種類を揃えることをお勧めします．

① ジャーマンカモミール	② ペパーミント	③ ローズヒップ
④ ダンディライオン（西洋タンポポ）	⑤ ネトル	⑥ 黒ブドウ葉
⑦ エゾウコギ（シベリア人参）	⑧ マルベリー（桑の葉）	

　ダンディライオンやエゾウコギ，マルベリーなどは軽く焙煎したものが飲みやすいのでお勧めです．ハーブティーとしての使い方は以下のとおりです．

1 不 眠

　就寝前に香りを楽しみながらジャーマンカモミールを服用します．ハチミツを加えてもよいでしょう．ハーブティーが高温だと熱さで目が冴えてしまうので，やや冷ましてから服用します．

2 胃炎や胃潰瘍

　空腹時にジャーマンカモミールを服用します．吐き気や不快感がある場合はペパーミントを等量でブレンドします．

3 便秘や腸内環境改善

　プレバイオティクスとして腸内環境を整えるダンディライオンを服用します．過敏性腸症候群にはペパーミントを用います．

4　月経痛や月経前症候群

身体を温めながらジャーマンカモミールまたはローズヒップを服用します．

5　妊娠〜出産のマイナートラブル

つわりには香りを楽しみながらペパーミントを服用します．貧血には鉄分が多く含まれるネトルと，鉄分の吸収を高めるビタミンCを豊富に含むローズヒップをブレンドして服用します．便秘の改善や授乳期の催乳にはダンディライオンを服用します．

6　動脈硬化や心疾患

血管内皮を酸化による損傷から守る黒ブドウ葉を継続して服用します．

7　糖尿病や高血糖

食直前にマルベリーを服用します．食後に服用しても効果は得られません．

8　花粉症

くしゃみや鼻づまりにはペパーミントを服用し，体質改善にはネトルを服用します．

9　関節炎や関節リウマチ

ネトルまたはダンディライオンを長期（2ヵ月以上）にわたって服用します．

10　更年期の活力低下や高齢者のフレイル対策

アダプトゲン効果（ストレスや老化に対する適応力を向上させる働き）をもつエゾウコギを服用します．また，エゾウコギは女性ホルモンの調整作用をもちます．

なお，ハーブティーを入れる際には電気ポットのお湯でも構いませんが，できるだけ高温のお湯で抽出します．ハーブをお茶パックにあらかじめ詰めておくと，残渣の片付けが楽になります．

Q22

ハーブティーの抽出法や服用法のポイントは？

A

例えば、ジャーマンカモミールの抽出法は食匙（テーブルスプーン）山盛り1杯のジャーマンカモミール（約3g）に熱湯（約150mL）を注ぎ、蓋をして5〜10分後に茶こしを通します。蓋をするのは芳香成分を逃がさないためと保温のためです。漢方では煎じる方法がとられますが、ハーブティーは熱湯を加えて静かに待つのが基本です。煎じてしまうと作用の発現に重要な芳香成分が揮発してしまうからです。

また、例外的に1〜8時間ほど水で抽出する方法もあります。例えば、マテの葉を水抽出した場合は、カフェインやタンニンなどの高温で溶出する成分は溶け出さず、一方で鉄分やカルシウムなどのミネラルやポリフェノールは溶出します。水抽出する場合は服用時に軽く沸騰させて殺菌します。なお、必要に応じてハチミツなどを加えてもよいですが、アーティチョークやダンディライオンなどは、苦味そのものが味覚を刺激して強肝・利胆作用をもたらすので、甘味をつけるとその作用が減弱してしまいます。苦いハーブは苦いまま服用する必要があります。

ハーブティーは1日3回服用するのが基本です。吸収がよいのは空腹時なので、それを考えると起床時や食間、就寝前に服用することになりますが、一般的には毎食後でよいです。ただし、いくつかのケースは服用するタイミングが決まっている場合があります。例えば、胃潰瘍に消炎作用をもつジャーマンカモミールのハーブティーを服用するケースでは、病巣部とハーブティーが接触するように必ず空腹時に服用します。糖の吸収を阻害する目的でマルベリーのハーブティーを服用するケースでは、食事で摂った糖類が小腸に送られて吸収される前に阻害する必要があるため、必ず食直前に服用します（食後では効果は望めません）。風邪の引きはじめに発汗を促して治癒させる目的でエルダーフラワーやリンデンなどのフラボノイド含有ハーブを服用するケースでは、発汗しやすい午後の時間帯に服用します。

ハーブティーを服用する際には香りを楽しみながら良いイメージを思い浮かべ、できる限り時間をかけて少量ずつ飲むことが効果をうまく引き出すコツです。

ハーブティーのブレンドテクニックは？

A

　ハーブティーのブレンドにはいくつかの目的があります．

　まず，視覚的にハーブの魅力を増す目的でのブレンドがあります．効能・効果に直接的には寄与しませんが，ハーブティーを継続して服用してもらうための動機づけになります．具体的には色鮮やかな花弁を細かくして散りばめます．赤はバラ，橙はカレンデュラ，青はコーンフラワー，白またはアイボリーはエルダーの花弁を用います．

　次に飲みやすくする目的のためのブレンドです．飲みにくいハーブにペパーミントやローズヒップ，レモングラスなどのシトラスフレーバーのハーブをブレンドすると飲みやすい風味にすることができます．またこれらを加えることで，もとのハーブの効能・効果が減弱することはありません．

　相乗効果を得る目的でのブレンドには，「同様の作用をもつハーブのブレンド」と「異なる作用をもつハーブのブレンド」があります．

　前者の例として，ジャーマンカモミールとパッションフラワー，オレンジフラワーとリンデンのブレンドがあります．いずれもヨーロッパの伝統的な処方ですが，鎮静作用，鎮痙作用，抗不安作用をもつハーブをそれぞれブレンドしています．

　後者の例としては，胃潰瘍に対するジャーマンカモミールとアルテア（マシュマロウ）の2種のブレンドがあります．これはジャーマンカモミールの消炎作用と，アルテアに含まれる粘液質による粘膜保護作用の相乗効果を期待しています．そして，花粉症のアレルギー症状に対するエルダーフラワー，ペパーミント，ローズヒップの3種のブレンドがあります．これは，エルダーフラワーに含まれるフラボノイドによる抗アレルギー作用をローズヒップに含まれるビタミンCが増強し，さらにペパーミントに含まれるメントールが鼻閉の改善と清涼感をもたらします．

　以上，ご紹介したブレンドは各々1対1（等量）の比率でのブレンドですが，正確に計量する必要はありません．また，医療用途では2～4種類のハーブを，明確な意図や目的をもってブレンドすることが結果を出すポイントです．

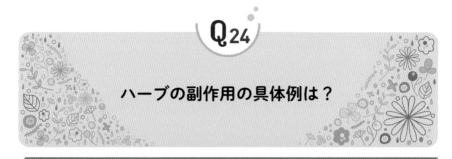

ハーブの副作用の具体例は？

A

　ハーブは医薬品に比べて安全性が高いといわれますが，ハーブであっても副作用（有害反応）が生じることがあります．ハーブの副作用（有害反応）は医薬品の場合と同じように，① 副作用（side effect），② 中毒反応（toxic reaction），③ 過敏症（hypersensitivity），④ アレルギー（allergic reaction）の4つがあります．

1 副作用（side effect）

　濃く入れたセントジョンズワートのハーブティーを食間（空腹時）に飲んだ際に，胃がむかついたり痛みを感じるといったケースです．セントジョンズワートはタンニンを豊富に含んでいます．タンニンはタンパク質を収れんするため，胃の粘膜に刺激を与えたものと考えられます．これを防ぐには，食後などの胃に内容物があるときにセントジョンズワートのハーブティーを服用します．なお，副作用という言葉は主作用に対する言葉で，必ずしも有害であるという意味ではありません．

2 中毒反応（toxic reaction）

　コンフリー（多年生草木）を食材にして食べていたら肝障害を起こしたケースです．コンフリーは天ぷらや炒めものなどにして食べる場合がありますが，ピロリジジンアルカロイドという成分を含むため，大量に食べると肝障害を招くおそれがあります（なお，コンフリーについてわが国では，2004年に厚生労働省により食品としての販売は禁止されています）．

3 過敏症（hypersensitivity）

　濃く入れたマテを何杯も飲んだら動悸がしたというケースです．マテ茶にはカフェインが含まれています．したがって，カフェインに敏感な人は多量に飲むと不眠になったり動悸を起こしたりします．ちなみにマテ茶は鉄分やカルシウムが豊富ですが，

熱湯ではなく水出しで入れるとカフェインが溶け出すのを防ぎ，ミネラルだけを摂ることができます．

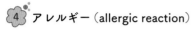 **アレルギー（allergic reaction）**

ジャーマンカモミールのハーブティーを化粧水として肌に使用したらかゆみを生じたというケースです．肌が敏感な人やキク科アレルギーをもっている人は，ジャーマンカモミールの抽出液を外用すると血行がよくなり，かゆみが出ることがあります．

安心，安全といわれるハーブにもこのようなトラブルを起こす可能性がありますが，ハーブの知識があれば防げるものが多いため，十分な知識を得ることが大切です．

Q25

ハーブティーの長期連用は危険なの？

・・ A ・・

　私たちが毎日のように飲んでいる緑茶もハーブティーに含まれ，しかもアルカロイドであるカフェインを含んでいます．緑茶の長期連用については，有害どころか日本人が長寿である理由の一つにあげられるほどです．わが国で連用に注意が必要なものについては法的に「医薬品」のカテゴリーに入るため，「食品」に分類されているハーブについてはおおむね安心といえます．さらにハーブティーの場合は，基本的に水溶性の成分ですから害をもたらす成分が体内に蓄積するというリスクも少ないといえます．

　体質改善を目的とする場合やホルモンバランスを調整する場合などは，即効性を期待する医薬品と違って，ある程度長期にわたってハーブの服用を継続する必要があります．ドイツの植物療法の第一人者であるR・Fヴァイス教授は，関節リウマチに対するネトルやダンディライオンなどのハーブティーの服用について「たった4週間くらい服用しただけで治癒を望むような者は，はじめから何もやらぬほうがましである」とまで言っています．ただし，漫然と飲み続けるのではなく，絶えず注意深く様子をみることが大切です．

　また，例えばエキナセアは免疫力を高める働きがあるとされていますが，免疫力が右肩上がりに高まることは理論的にありえません．風邪の季節だからといって漫然と飲み続けるのではなく，むしろ普段は服用を控えておいて「寒気を感じる」など，いざというときに集中的(例えば1日3～6杯)に服用するといった方法もあります．なお，エキナセアを連用する場合でも，2週間服用したら1週間は服用を控えるというように，連日服用ではなくインターバルを置くような服用方法があります．

　ハーブの長期連用で注意すべきことに，ハーブそのものの害ではなく異物の混入による害があります．例えば，外国産のハーブサプリメントに重金属が混入している場合などです．サプリメントは品質が確かな信頼できるブランドを選ぶことが大切です．原因不明の不快感やかゆみ，体重の減少や疲労感など身体の不調を感じたら服用を中止し，迷わず医療機関を受診しましょう．

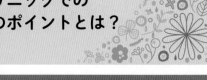

病院やクリニックでの
アロマ導入時のポイントとは？

A

　臨床の場でアロマを導入する際にはしっかりとした事前準備が必要です．いくつか
の押さえるべきポイントを示します．

1 目的の明確化

　アロマの使用を現代医療の支持療法（サポーティブケア）として行うのか，もしくは
精油の薬理作用を期待してより積極的な結果を求めて行うのか，目的を明確にしてお
きます．慰安のための芳香浴は前者であり，皮膚疾患に医薬品を使わず精油製剤を使
うのは後者になります．また，評価の基準についても事前に定めておくことが大切で
あり，定期的に評価を行いながら継続か中止あるいは終了かを決定します．一連の経
過は記録にとどめておきます．

2 医師や看護師，本人や家族の同意と承認

　患者本人と家族，それにチーム医療に関わる医療スタッフ全員の承認を得ます．患
者とは同意書を交わすとよいでしょう．

3 スタッフ教育

　アロマセラピーに関わるスタッフだけではなく，患者を取り巻くスタッフ全員に基
本的なアロマセラピーの知識を教育します．アロマセラピーに関わるスタッフには，
専門性の高い体系的かつ継続的な教育体制を構築します．独自の資格制度を設けるの
も動機づけになります．

4 材料費や施術料の決定と金銭授受の仕組みづくり

　現状では，混合診療（保険診療といわゆる自由診療の同時併用）は禁止されているので，
健康保険での治療費と一緒に金銭を受け取ることはできません．アロマセラピーを有

料で行う場合には，費用を受け取る窓口を別にする必要があります．

5 精油などの保管

　精油や植物油などは施錠できる冷暗所に保管して在庫数を記録します．精油はそのままでは発火しませんが，可燃性であり，引火点は約60℃なので注意が必要です．なお，精油はドロッパー付きの遮光ビンに入れて，学名や原産国，製造元や内容量，使用上の注意が記載されたシールを貼ります．

　また，事前に次のような患者の情報収集リストを作成します．

---

① 記載した日付　② 患者氏名と性別　③ 生年月日　④ 主治医氏名　⑤ 病名
⑥ 入院期間　⑦ 既往歴　⑧ 感染症の有無　⑨ アレルギー，特に日光過敏症
⑩ 服薬している医薬品，特に抗凝固薬や経皮吸収型製剤の使用の有無
⑪ 全身状態および皮膚の状態

ドラッグストアで
アロマを導入するには？

A

　全国のドラッグストアの数はコンビニエンスストアの数を超えるといわれています．これからのドラッグストアには，地域社会における健康情報の発信基地として機能することが期待されています．その意味では医薬品の販売はもちろんのこと，精油やハーブティーなどの取り扱いも視野に入れるべきでしょう．実際，欧米の統合医療を意識したドラッグストアでは，ビタミン剤などと一緒に精油やハーブサプリメントが店頭に並んでいます．日本では，精油やハーブの取り扱いに関して特に行政（役所）への届け出は必要ありませんが，アロマやハーブの専門店との違いは，精油やハーブを全く知らないお客さんもドラッグストアには来店することです．したがって，事故やトラブルを防ぐため「精油は口に入れてはいけません」「精油を皮膚に使う場合は必ず希釈してから」といった声がけを徹底することが大切です．また最近では100円ショップにも精油が並んでいますが，ドラッグストア（医療機関）で取り扱う場合は，ファーマシューティカルな視点で品質の高い精油やハーブを選択して販売することが大切です．

　ドラッグストアで精油やハーブを上手に販売するには，医薬品を求めるお客さんのニーズに合った商品を生活提案としてお勧めすることがポイントです．例えば，花粉症で来店して抗アレルギー薬を買い求めるお客さんに，ユーカリやペパーミントの精油をムエット（試香紙）に1滴たらして嗅いでもらいます．理屈で説明するのではなく，香りの快適さを体感してもらうことが大切です．ネトルとペパーミントをブレンドしたハーブティーを用意しておいて，ハーブティーを試飲してもらうのもよい方法です．また，気分がイライラして眠れないと来店されたお客さんには，オレンジの精油とラベンダーの精油をムエット（試香紙）にたらして香りを嗅いでもらい，好きなほうを選んでもらいます．

　また，精油に初めて接する人は，親指ほどの小ビンが1,000円以上するような価格に驚いて購買を諦めてしまいます．例えば，ラベンダー精油は5 mLで1,000円程

度ですが，1滴は約0.05 mLなので100滴（5 mL）で1,000円，つまり1滴に換算すると10円ということになります．さらにラベンダーの精油5 mLを得るためには，原料となるラベンダーが500 g必要であることを説明すればリーズナブルであると納得してもらえるはずです．

　ドラッグストアで精油やハーブの使い方や楽しみ方を伝えるうちに，販売スタッフとお客さんとのコミュニケーションが活発になることもそれらを取り扱うメリットといえます．

アロマ導入時に揃えておくべき精油は？

　その気になれば100種類近い精油を手に入れることができますが，施設にアロマセラピーを導入する際には，比較的安価で汎用性が高い精油をいくつか選ぶのがよいと思います．あまりマニアックな精油を揃えて使いこなせないまま古くしてしまうと，せっかく揃えた精油を破棄することになるのでコスト的な視点も外せません．この点は世界保健機関（WHO）が考え出したエッセンシャルドラッグ（必須医薬品）というコンセプトに近いと思います．スタッフ側に初心者が多い場合は，次の6種類の精油を備蓄するところから提案します．

---

① ラベンダー　　② オレンジ　　③ ペパーミント　　④ ローズマリー
⑤ ユーカリ　　⑥ ゼラニウム

　なお，価格は⑥のゼラニウムを除いた5種類は10 mLでおおむね2,000円以内に収まります．使い方は以下のとおりです．

1 不　眠

　ラベンダーかオレンジのうち，本人が「快い」「落ち着く」と感じるほうを部屋に漂わせ就寝前に深呼吸します．

2 花粉症

　ユーカリの芳香浴を行います．マスクに精油をつける方法もあります．

3 更年期の不定愁訴

　ゼラニウムの芳香浴かオイルマッサージを行います．ラベンダーをややぬるめのお湯にたらして半身浴や手浴，足浴を行ってもよいでしょう．

4 食後の胃腸不快感や消化不良

ペパーミントのマッサージオイルを作ってお腹をマッサージします.

5 便 秘

ストレスが原因ならラベンダーかオレンジでお腹をマッサージします. 高齢者の弛緩性便秘にはローズマリーを用いて反応を呼び覚まします.

6 風邪やインフルエンザ感染予防

ユーカリの蒸気吸入を行います. 蒸気吸入で上気道の粘膜を潤して感染を防ぎ, ユーカリで線毛細胞が活性化して異物の排出を促します.

7 冷え症

オレンジでバスソルトを作り入浴剤にします. ソルトを使うことで湯上がりに塩が体表に膜を作るため, 保温効果が高まります.

8 記憶障害

日中はローズマリー, 夕方〜夜間はラベンダーの香りを嗅いで嗅覚を刺激し, 認知機能のトレーニングを行います.

マッサージオイルの基剤となる植物油は, 酸化に強く肌に刺激の少ないマカダミアナッツ油を備えておくのがよいでしょう. また香りを試してもらうためのムエット (試香紙) は市販されていますが, 画用紙を短冊状に切れば自作可能です. なお, ローズの芳香蒸留水 (ローズウォーター) が病室に1本あると, 清拭やスキンケア, ドライシャンプーなどの多様な用途に役立ちます.

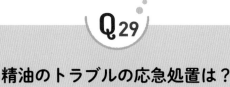

精油のトラブルの応急処置は？
（国内編）

A

　精油の適正な使用法として，飲用や皮膚に原液を塗布しないなどのルールを守れば重篤な健康被害は防げますが，万一のために応急処置を知っておくことは大切です．なお，応急処置については国内外で統一したマニュアルがあるわけではありません．

1　精油が皮膚に付着した場合
　国内で流通している精油の安全データシート (safety data sheet：SDS) に記載されている方法は，「石鹸で十分に洗浄後，清浄な水で洗い流す．必要に応じて医師の診断を受ける」というものです．公益社団法人である日本アロマ環境協会では，「すぐに清潔な大量の流水で洗います．赤み，刺激，発疹など皮膚に異常がみられた場合は医師の診断を受けてください」としています．一般的に化粧品での皮膚トラブルは使用した皮膚に限局されますが，精油の場合は経皮吸収するため理論的には全身に毒性がもたらされるリスクがあります．

2　精油を飲み込んだ場合
　SDSでは，「口をすすぎコップ1〜2杯の水または牛乳を飲ませて希釈する．無理に吐かせてはいけない．応急処置を施した後，速やかに医師の診断を受ける」としており，日本アロマ環境協会では，「口の中に精油が残っているときは大量の水で口をすすぎます．子どもなどが飲み込んでしまった場合は吐かせず，すぐに医師の診断を受けてください．受診するときは誤飲した精油を持参するか，精油の名前と飲んだ量をメモして持参してください」としています．

3　精油が目に入った場合
　SDSでは，「直ちに清浄な水で15分以上洗顔したあと，速やかに眼科医の診断を受ける」とあり，日本アロマ環境協会では，「目は皮膚よりも敏感な部位であるため

さらに注意が必要です．誤って目に入れたり精油がついた手で目をこするなどしないように注意しましょう．精油が目に入った場合は大量の水で洗い流します．決して目をこすらず速やかに医師の診断を受けてください」としています．特にペパーミント精油や和薄荷精油を使用した場合には，使用した手や指で目の付近を触らないように注意が必要です．

4 精油を吸入した場合

SDSには応急処置として，「被災者を直ちに空気の新鮮な場所に移し，頭を低くして横向きに寝かせ，身体の保温に努める」との記載があります．

Q30

精油のトラブルの応急処置は？
（国外編）

A

　海外における精油の安全データシート（SDS）では，国内での応急処置と少し異なる内容もあるため参考までに紹介します．さまざまな経路の精油曝露によって起こる有害反応や有害事象に対して，次のような一般的な応急処置の手順を定めています．

1 精油が皮膚に付着した場合

　「精油が付いてしまっている衣服は脱着すること．少なくても10分間は精油が付いてしまった皮膚を水と石鹸（無香料が望ましい）で優しく洗う．皮膚内に残留する精油を揮発させるために皮膚を空気にさらす（ただし直射日光は避けること）．オートミールを入れたぬるま湯に浸かることは広範囲にわたって起きた反応を鎮めるのに役立つ．なるべくシンプルな保湿クリームまたは弱い副腎皮質ステロイド軟膏の塗布が，医学的処方としては一般的である．経口抗ヒスタミン薬の服用がおそらくかゆみを軽減させる（アレルギー性接触皮膚炎のリスクを回避する目的で局所的な抗ヒスタミン薬の使用は避ける）．炎症や刺激が続く場合は医師の診断を受けること」

2 精油を飲み込んだ場合

　「嘔吐を促さないこと（腐食性化学物質は粘膜を損傷させるおそれがあり，吐かせることで当事者の肺にそれを吸引してしまうリスクがあるため）．もし意識があり痙攣を起こしていないなら，水で口をすすぎ速やかに地元の病院か中毒センターに電話する．アルコール（うがい薬）は避けること．もし痙攣発作を起こしている，または意識不明となっている場合は口からは何も与えないこと．気道を確保して頭を低くするような体勢で横向きに寝かせる．できるだけ早く病院に搬送すること」

3 精油が目に入った場合

　「少なくとも15分間は水で目を洗う．コンタクトレンズを装着している場合は5分

経ってからそれらを取り外し，引き続き目を洗うこと．指でまぶたを上げ，目から離すようにして十分に目を洗うこと．炎症や刺激が続く場合は医師の診断を受けること」

4　精油を吸入した場合

　「具合の悪い人を新鮮な空気のある場所に移す．もしも呼吸をしていない場合は，可能であれば口対口（マウス・トゥ・マウス）の人工呼吸を施し医師の診断を受けること」

アロマセラピストの
健康被害のリスクとは？

アロマセラピストや日常的に精油に接する人は，手の荒れや接触性皮膚炎を起こすリスクがあります．アロマセラピストは患者やクライアントの皮膚トラブルの回避には意識を向けますが，実際はアロマセラピストが皮膚感作を起こすリスクのほうが患者やクライアントよりも高いのです．これはアロマセラピストのほうが皮膚と精油が接触している時間が長いことに加えて，マッサージのストロークによる摩擦や物理的刺激があるからです．

アロマセラピストが自らの努力で接触性皮膚炎を避けるためには，いくつかの方法があります．まず，オイルマッサージやトリートメントでは，できるだけ使用する精油の濃度を控えめにします．また，接触性皮膚炎を引き起こすリスクが高いと思われる精油の使用はできるだけ避けます．具体的にアレルギー反応を起こしやすい精油とは，アルデヒドを含む精油，つまりレモングラスやシトロネラ，シナモンなどの精油がこれにあたります．酸化した精油も刺激になるので，日常的に精油の香りを嗅いでチェックし，酸化していないかを確認します．特にオレンジやグレープフルーツなどの柑橘系の精油に含まれているリモネンは酸化しやすく，酸化によって生じた過酸化物が接触性皮膚炎の原因になります．

手指の洗浄には香料が多く含まれる洗剤の使用を控え，洗浄後は肌にあったハンドクリームでスキンケアを行います．欧米では，接触性皮膚炎を防ぐために市販されている薄手の使い捨て手袋を着用する場合もあります．ただし，ラテックス製の手袋は重篤なアレルギー反応を引き起こす可能性があるので避けます．もし皮膚にかゆみや痛み，炎症が生じたら速やかに皮膚科を受診し，アレルゲンを同定してその精油の使用を直ちに控えます．なお最近では，消臭剤や洗濯用洗剤などの香粧品の香料と界面活性剤や保存剤が，潜在的なアレルゲンになることがあります．さらに，香水や芳香剤からの香料の吸入も接触性皮膚炎の要因になることがあります．したがって，アロマセラピストには使用する精油だけではなく，日常生活すべてにわたって化学物質の管理が求められます．

アロマセラピストが身を守る方法とは？

どのような職業でも健康被害のリスクは避けられませんが，自分の身を守ることを意識して防衛策をとることが大切です．ポイントは，日常的に精油を使用することに対する配慮と，対人接客業であることによる精神衛生への配慮です．

1 日常的に精油を使用することに対する配慮

まずサロンでは，こまめに窓を開けて換気することが大切です．業務の合間には新鮮な空気を吸って深呼吸をしましょう．特にサロンのスペースが狭い場合には，時間を決めて確実に換気します．また，空気の乾燥が激しいと精油が喉に刺激となるため注意し，必要なら加湿器を用いて加湿します．加湿には観葉植物を置くことも効果があります．特別な植物ではなくポトスのような一般的な観葉植物で十分です．

精油は天然物であるとはいえ化合物であり，リモネンなどは揮発性有機化合物（VOC）としてシックハウス対策では注意すべき化合物とされています．テルペン化合物の気道刺激はオゾンによって高まることが知られています．コピー機やレーザープリンターなどはオゾンを発生するものがあるので注意します．吸入した精油が体内に長くとどまらずに速やかに代謝されて排泄されるには，こまめな水分の補給を心がけます．

1日の終わりには必ず入浴し，十分に発汗することも大切です．お酒やアルコール，カフェイン飲料は解毒器官である肝臓に負担をかけるので適量を守り，デトックス作用があるダンディライオン（西洋タンポポ）のハーブティーを服用するとよいでしょう．肝機能が低下している場合はミルクシスル（マリアアザミ）を内服して肝臓を保護します．ミルクシスルはキク科のハーブで，種子に含まれているシリマリンという成分に抗酸化作用や消炎作用があり，傷害を受けた肝細胞を修復して保護します．

2 対人接客業であることによる精神衛生への配慮

精神衛生では，クライアントへの過度の感情移入に注意します．それにはクライア

ントに寄り添いながらも客観的な視点を忘れないことや，公私の区別を守ることが大切です．また，セラピスト自身が定期的にスーパーバイザーからアドバイスを受けるといった方法もあります．まじめで熱心なセラピストほど，燃え尽き症候群（バーンアウト）に注意します．統合医療では「care for care giver」がケアを提供する側の指針となっています．セラピストの体調の良し悪しは施術の結果にダイレクトに影響するので，健康管理に常に気を配ることが大切です．

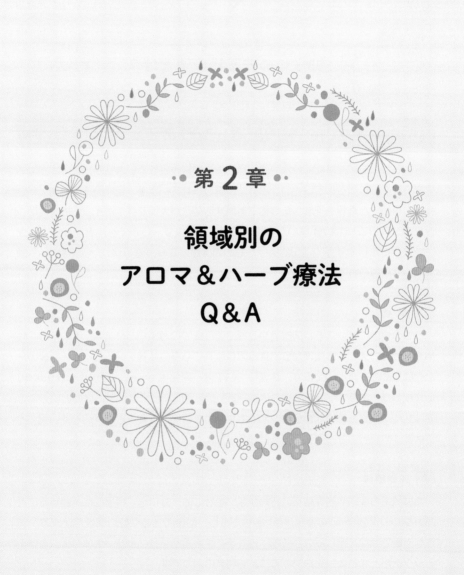

・・第2章・・

領域別の
アロマ&ハーブ療法
Q&A

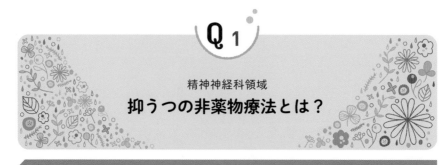

Q1

精神神経科領域
抑うつの非薬物療法とは？

A

　軽症うつにおいては認知療法や認知行動療法が試みられていますが，このほかにも植物療法をはじめとしていくつかの方法が講じられています．自然療法や補完・代替療法の可能性と限界を理解したうえで実践することが大切です．ポイントは本人のレジリエンス（自己回復力）をいかに高めるかによります．ここでは実践可能な方法をいくつか提示しますが，下記にあげたもののほかに森林療法（p.137 Q53参照）や園芸療法も試みられています．

1 休　養

　うつの要因には，ストレス環境やそれに伴う疲労の蓄積があります．そのため，短期間だけでもストレス環境からできる限り離れて心身の休養を図ることは，回復のためのはじめの一歩といえます．休養については，厚生省（当時）が平成6年（1994年）に作成した『健康づくりのための休養指針』が参考になります．単に休むということではなく，鋭気を養いながら前向きに生きる力を回復させることが大切です．具体的には趣味や旅行，サークル活動などが含まれます．

2 運動療法

　循環器系の疾患や筋骨格系の持病がない場合には，外に出て積極的に運動することがカタルシス効果（心の浄化作用）をもたらし，回復のために好影響を与えます．特別な運動ではなく楽しみながら続けられる有酸素運動を行います．生体リズムを整えるシグナルとなる太陽光を浴びることも利点の一つです．

3 栄養療法

　慢性の炎症を改善するヘンプ油やインカインチ油に含まれるαリノレン酸や，魚油に含まれるエイコサペンタエン酸（EPA）などのω3系脂肪酸を積極的に摂取します．

分子栄養療法ではナイアシン（ビタミンB3）や葉酸，月見草油などが使われています．

4 温泉療法

　休暇が取れれば，湯治は気分転換と温泉のもつ非特異的な恒常性回復効果が得られる伝統的な療法です．家庭では天然温泉のような効果は得られませんが，シャワーで済まさずにゆっくり湯船に浸かることで疲労回復が早まります．

5 プロバイオティクスやプレバイオティクス

　脳腸相関の研究が進み，腸内環境が脳の機能に与える影響が明らかになってきました．プロバイオティクスとしては味噌汁や納豆，プレバイオティクスとしてはイヌリンを含むゴボウやダンディライオンのハーブティーをお勧めします．

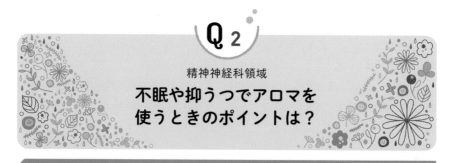

Q2

精神神経科領域

不眠や抑うつでアロマを使うときのポイントは？

A

　不眠や抑うつでアロマを使う場合に導入しやすいのは，寝室に香りを漂わせる方法です．アロマライト（電気式の芳香器）を使う方法もありますが，最も簡単なのは，お皿の上にティッシュをのせて，その上に精油を3〜4滴たらして枕元に置く方法です．ベッドに入る少し前に枕元にお皿を置いて睡眠環境を整えます．また，就寝前に香りを嗅ぎながら深呼吸するのもよい方法です．ここで注意したいのは，精油の使用量と効果は比例しないということです．香りが強すぎるとかえって逆効果になるので，精油の使用は控えめにして足りなければ加えます．

　次に精油の選択ですが，実践的なのはラベンダーの精油とオレンジ（またはユズなどの柑橘系）の精油の香りを嗅いでもらい，好きなほうの香りを用いる方法です．つまり精油の成分などから科学的に選択するのではなく，そのときに必要な香りを「心地よい」と感じるという考え方に基づく患者さんの嗜好で選ぶ方法です．ラベンダーを選ぶ人は怒りや興奮している傾向にあり，オレンジを選ぶ人は淋しさや不安を抱いている傾向があります．不眠がさらに進行して中途覚醒や早朝覚醒などの抑うつ傾向がある人には，ローマンカモミールの精油とネロリの精油を嗅いでもらい，好きなほうの香りを用います．

　次にオイルマッサージによる方法を紹介します．例えばラベンダーの精油を用いる場合は，酸化しにくいホホバオイルやマカダミアナッツ油10 mLに，ラベンダーの精油を2滴の割合（1％濃度）で希釈してマッサージオイルを作ります．ネロリなど濃厚な香りは10 mLに1滴の割合（0.5％濃度）で十分です．入浴後に汗がひいたあとや就寝前にマッサージオイルを適量手にとり，首や肩の回り，肩甲骨のあたりに優しくマッサージをしながら擦り込みます．一般的には，腕は手の先から肩に向けて，脚はつま先から大腿に向けてマッサージをします．マッサージオイルは皮膚の表面から徐々に経皮吸収されるため，拭き取らずにそのまま休みます．

　このほかにも，入浴の際に精油でバスソルトとして用いる方法があります．例えば

ラベンダーの精油を用いる場合は，自然塩50gにラベンダーの精油4～6滴をたらしてよく混ぜてバスソルトを作ります．それを入浴の際にバスタブに入れてよくかき混ぜてから約15分間入浴します．このときのバスタブのお湯は，副交感神経を優位にするために，ややぬるいと感じる温度に設定するのがポイントです．

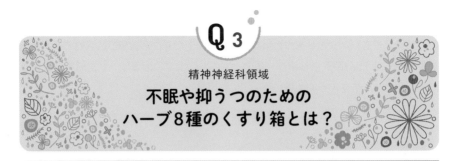

Q 3

精神神経科領域

不眠や抑うつのための
ハーブ8種のくすり箱とは？

A

欧米で不眠や抑うつに用いられているハーブ8種を紹介します．

1 ジャーマンカモミール

穏やかな作用で自然の眠りを誘います．200 mLの牛乳にジャーマンカモミールをティースプーン2杯加えて弱火で加熱したカモミールミルクティーは，寝付きの悪い子どもによく用いられます．

2 リンデン（**西洋ボダイジュ**）

ドイツやフランスで人気のリラックスティーで，『シューベルトの子守唄』に歌われたハーブです．眠りが浅い人や，熟睡感が得られない人にお勧めします．オレンジフラワーとのブレンドが有名です．

3 バレリアン（**西洋カノコソウ**）

アメリカで不眠用サプリメントとして汎用されているハーブで，抑制性の神経伝達物質であるγアミノ酪酸（GABA）の代謝に関与するといわれています．

4 ベルベーヌ

フランスで人気のハーブティーで，別名のレモンバーベナが示すとおり独特のレモンフレーバーが楽しめます．ローズの花弁とブレンドすると，さらにリラックス効果が高まります．

5 パッションフラワー

「植物性のトランキライザー」と呼ばれ興奮を鎮めます．ジャーマンカモミールなどの鎮静系のハーブとブレンドして用いられます．

6 サフラン

　婦人薬として古くから知られていますが，近年は抑うつや認知症の周辺症状に対して使われます．雌しべ10本程度を熱湯抽出します．

7 セントジョンズワート（西洋オトギリソウ）

　軽度〜中等度の抑うつや，季節性感情障害に用いられます．セロトニンの代謝に関与するとされています．

8 レモンバーム（メリッサ）

　繊細な香りで感情的なショックやパニックを鎮めます．精油の含有量がきわめて少ないので，乾燥の過程で精油成分が飛んでしまっているものがあります．精油の香りがしっかり残っているものを使用することが大切です．

精神神経科領域

セントジョンズワートについて知っておくべきことは？

A

　ハーブサプリメントとしても知名度が高いセントジョンズワートですが，医薬品との薬物相互作用があることで知られています．セントジョンズワートはオトギリソウ科のハーブで，開花時の地上部を収穫して用います．古代ギリシャの時代から傷の手当てなどに用いられてきましたが，近年ではもっぱら軽度〜中等度の抑うつや，季節性感情障害，月経前症候群の気分低下に用いられます．

　セントジョンズワートの服用法は，ティースプーン山盛り1〜2杯（約2〜4g）に熱湯150mLを注ぎ，フタをして10分間抽出したものを毎日朝夕カップ1〜2杯服用します．セントジョンズワートの作用機序については，モノアミン酸化酵素（MAO）阻害作用や，シナプスでのセロトニン再取り込み阻害作用などが報告されています．

　庭に咲くセントジョンズワートの黄色い花を指でつぶすと，血液に似た赤い色素成分が出てきます．これがヒペリシンと呼ばれる成分です．黄色い花を植物油に2週間ほど浸出させると赤い浸出油が出てきます．このセントジョンズワート油は，外傷や神経の痛みに外用で用いられます．なお，セントジョンズワートには，ヒペリシンのほかにハイパーフォリンやフラボノイド配糖体のルチン，ヒペロシドなどが含まれています．ヒペリシンには光感作用があるため，特に色白の人は直射日光に注意します．

　セントジョンズワートは薬物代謝酵素を誘導するため，2000年5月10日に厚生省（当時）はセントジョンズワート含有食品と以下の医薬品との併用に関する注意を促す発表をしました．

①インジナビル（抗HIV薬）	②ジゴキシン（強心薬）
③シクロスポリン（免疫抑制薬）	④テオフィリン（気管支拡張薬）
⑤ワルファリン（血液凝固防止薬）	⑥経口避妊薬

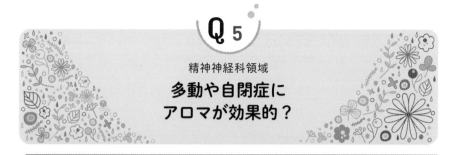

精神神経科領域

多動や自閉症に
アロマが効果的？

A

　多動や自閉症はいまだに原因が特定されていないため，現代医療においても補完・代替療法においても治療法は確立されていません．その一方で，欧米ではアロマセラピーや食事療法などが試みられていて望ましい効果をあげているケースも報告されています．欧米で行われているケアのなかで大切と思われるいくつかのポイントを以下に示します．

1 バランスのよい食生活を心がけます

　炭水化物や脂質，タンパク質に加えてビタミンやミネラルを過不足なく摂取します．さらに，αリノレン酸などのω3系脂肪酸を含むヘンプ（麻の実）油を積極的に摂ります．清涼飲料水には吸収されやすい糖質が含まれているため血糖に影響を与えることと，身体を冷やすことから摂取を控えます．人工甘味料などの使用は控えて腸内環境を整え，リーキーガット症候群（腸粘膜のバリア機能の破綻）を防ぐため，ダンディライオンやネトルのハーブティーを服用します．また，多動にはγリノレン酸（GLA）を含む月見草（イブニングプリムローズ）油を食後に1日1,500〜3,000 mg内服する方法もあります．

2 リズムのある暮らしを心がけます

　朝起きたら太陽の光を浴びます．太陽の光は生体リズムの調節とミトコンドリアの活性化の2つの意味で大切です．また，本人が心地よいと思う身体の部分を，心地よいリズムで日常的にマッサージします．歩くときなどもリズムを意識して歩くようにします．

3 香り刺激を活用します

　日中にはリラックス系の香りよりもユーカリ，ペパーミント，レモン，ローズマリー

などの活性化系の香り刺激とともにリズミカルなタッチングを行います．嗅覚以外も
できるだけ五感に自然の刺激を与えるようにします．日中に緊張を与えるような音環
境を避け，寝室の香り環境に配慮して質の高い睡眠が得られるようにすることも大切
です．

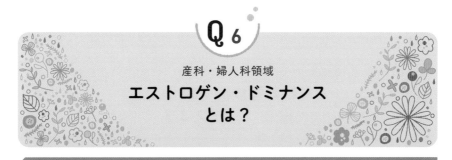

産科・婦人科領域
**エストロゲン・ドミナンス
とは？**

エストロゲン・ドミナンス (Estrogen Dominance) とは，プロゲステロンに対するエストロゲンの相対的優勢のことをいいます．エストロゲン・ドミナンスは月経不順や乳房の圧痛，気分の動揺や子宮筋腫など，女性の心身における不調要因とされています．またエストロゲン・ドミナンスの状態は，ホルモン由来のがんや自己免疫疾患，甲状腺機能障害やカンジダ感染などのリスクが高まるとされています．

エストロゲン・ドミナンスの原因は1つではなく，多様な原因が絡み合って発現します．例えば，慢性的なストレスや成長ホルモンなどが混入している動物性食品，腸内環境の悪化や肥満，ピルや内分泌撹乱物質などです．

エストロゲン・ドミナンスの予防や対処法として，まずはストレスに対して呼吸法やアロマセラピーなどのリラクセーション技法を身に付けます．食事は吸収のよい糖分は控えてω3系脂肪酸を積極的に摂取します．プロバイオティクスとして納豆や味噌汁を常食にします．エストロゲンの代謝を司る肝臓を守るにはミルクシスル（マリアアザミ）の種子のサプリメントが使われます．ダンディライオンも強肝・利胆作用があり，また腸内環境を改善して細菌由来のβ-グルクロニダーゼによって抱合体として排泄されたエストロゲンが脱抱合化されて再び吸収されるのを抑えます．食後に血糖値が急上昇するのを防ぐには，食直前にマルベリー（桑）の葉茶を飲むとよいでしょう．

なお，"エストロゲン・ドミナンス" "慢性の炎症" "インスリン抵抗性" は，3つあわせて「魔のトライアングル」と呼ばれています．「魔のトライアングル」を防ぐには，抗酸化作用や抗糖化作用，それに慢性の炎症に対して抗炎症作用を有するメディカルハーブを上手に活用しましょう．

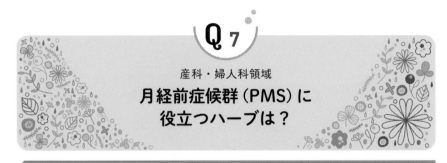

産科・婦人科領域

月経前症候群（PMS）に
役立つハーブは？

A

　清涼飲料水や冷酒，スナック菓子などの加工油脂の摂取を控え，日常的にハーブティーを飲用することをお勧めします．

　冷えや疼痛には，身体を温めて消炎作用に秀でるジャーマンカモミールを濃いめに入れ，1時間おきに飲用します．疼痛にはジャーマンカモミールと等量のパッションフラワーをブレンドするとさらによいでしょう．

　抑うつにはセロトニンの調整作用をもつセントジョンズワートを，ハーブティーかサプリメントで用います．

　水分の滞留（むくみ）や腰痛には，オリゴメリックプロアントシアニジン（OPC）という成分を含む黒ブドウ葉のハーブティーがお勧めです．OPCは血管やリンパの構造を健やかに保ちます．

　月経過多や不正出血には器質的疾患をチェックしたうえで，結合組織を強化するホーステール（スギナ）や黒ブドウ葉を，鉄分の補給にはネトルやフローラディクスというドイツの植物性飲料を服用します．

　慢性炎症の改善には，料理に使うサラダ油をω3系脂肪酸が豊富に含まれるインカインチ油やヘンプ（麻の実）油に変えます．月見草（イブニングプリムローズ）の種子を絞って得た月見草油は，γリノレン酸（GLA）という自然界で珍しい脂肪酸を豊富に含みます．GLA自体はω6系脂肪酸なのですが，プロスタグランジンの調整作用をもち炎症を改善します．月見草油は酸化しやすいので，オイルカプセルとして1日3,000mgを3回に分けて毎食後に服用します．

　多嚢胞性卵巣症候群（PCOS）については，エストロゲン調整作用をもつチェストベリーのサプリメントを服用します．PCOSの背景にはインスリン抵抗性があるので糖の吸収を抑制するマルベリー（桑）の葉茶を食前に服用するか，ビフィズス因子であるイヌリン（オリゴ糖）を含み，インスリン抵抗性を改善するダンディライオンのハーブティーを服用します．

　PMSの改善や予防には，女性の心と身体のバランスを整える各種のハーブを摂取するとともに，適度な運動を心がけることが大切です．座ったまま同じ姿勢でいたりOA機器で目を酷使したりせず，ストレッチやウォーキングを励行しましょう．

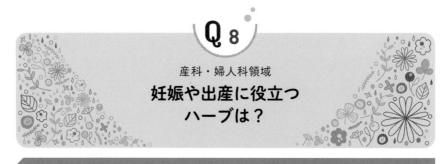

Q8

産科・婦人科領域

妊娠や出産に役立つハーブは？

A

　妊娠中のつわりなどのマイナートラブルには，ノンカフェインのハーブティーがとても役立ちます．例えば，つわりにはペパーミントや和薄荷（わはっか）が用いられます．これはペパーミントや和薄荷に含まれるメントールの働きによるものですが，同じハッカ属でもスペアミントにメントールは含まれていないので代用はできません．冷やしたペパーミントティーを用意しておいて口をゆすぐのもよい方法です．ジンジャーの乾燥パウダー約1gをそのまま食べる方法もあります．

　出産準備のお茶として知られるラズベリーリーフはヨーロッパキイチゴの葉で，ほかにフランボワーズの香りが楽しめます．ラズベリーリーフは月経痛や月経前症候群にも用いられるハーブで，フラボノイドが骨盤や子宮筋を調整するとされています．ビタミン（B・C）やミネラル（カルシウム・マグネシウム・亜鉛）も豊富に含むハーブです．

　妊娠期間を通じて服用するとよいのは，ローズヒップやダンディライオンです．ローズヒップはビタミンCをはじめとするビタミンの補給になり，ローズヒップに含まれるフラボノイドはお通じに役立ちます．ダンディライオンのハーブティーは，秋に収穫したダンディライオンの根を軽く焙煎したものを熱湯抽出して製します．ダンディライオンは滋養強壮効果があり，またオリゴ糖のイヌリンが腸内環境を整え，お通じにも役立ちます．さらにダンディライオンはフェンネルとともに母乳の出をよくするともいわれています．ちなみに，母乳を止める（断乳）にはセージやペパーミントのハーブティーが用いられます．

　なお，つわりや吐き気についてはアロマセラピーで対応する方法もあります．ペパーミントや和薄荷，またはジンジャーの精油をたらしたアロマスティックを用意しておき必要に応じて香りを嗅ぎます．

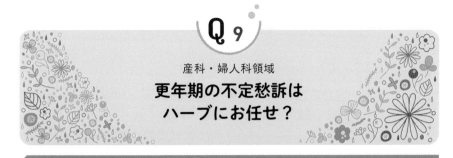

産科・婦人科領域
更年期の不定愁訴は
ハーブにお任せ？

・・ A ・・

　更年期はホルモン分泌の変調に伴ってホットフラッシュや動悸などの自律神経症状，不眠や抑うつなどの精神神経症状などに悩まされることがあります．ホルモン補充療法は劇的な効果をあげる場合もありますが，うまくいかない場合もあり，そのようなときにはブラックコホシュやチェストベリー（イタリアニンジンボク）などのフィトエストロゲン作用を有するハーブサプリメントが用いられます．

　大豆に含まれる大豆イソフラボンは，構造活性相関により微弱なエストロゲン活性を有し，エストロゲン不足にはアゴニストとして，エストロゲン過剰にはアンタゴニストとして作用することでホルモン調整作用をもたらします．このため，納豆や味噌汁などの大豆発酵食品は骨粗鬆症の予防に役立ちます．なお，エストロゲンはグルクロン酸との抱合体で胆汁中に排泄されますが，細菌由来のβ-グルクロニダーゼによって脱抱合され，再び腸管から吸収されます（腸肝循環）．これを防ぐには，プレバイオティクスとしてダンディライオンのハーブティーが役立ちます．

　更年期の抑うつには，セントジョンズワートやアンジェリカ，サフランやクミスクチンが用いられます．アンジェリカは記憶力の衰えを防ぐ働きもあり，飲みにくいときはペパーミントか和薄荷とブレンドします．サフランは認知症予防にも，クミスクチンは腎機能の衰えの予防にも使われます．

　ホットフラッシュには，セージのハーブティーを冷ましたものを用います．これもペパーミントや和薄荷とブレンドしてもよいでしょう．ペパーミントの芳香蒸留水をスプレー容器に入れておいて，ほてった部分にスプレーするのもよい方法です．

　尿漏れや過活動膀胱には，パンプキンシードを1日10〜20g程度，お菓子代わりに食べます．

　気力や体力の衰えにはアンデスのパワーハーブであるマカ，ストレスへの適応力を高めるエゾウコギ，アピ（ミツバチ）療法で用いるロイヤルゼリーやポーレン（花粉）を試してみるのもよいでしょう．

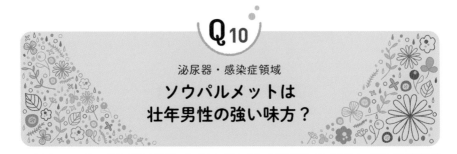

Q10

泌尿器・感染症領域

ソウパルメットは
壮年男性の強い味方？

A

　夜中に何度もトイレに起きたり残尿感に悩まされたりと，中高年の男性には泌尿器のトラブルが多発します．なかでも多いのが，ホルモンの変調に伴って前立腺が炎症を起こす前立腺炎や前立腺肥大です．50代の男性で20～30%，80歳以上では80～90%が前立腺肥大になるといわれています．こうした症状の緩和に最も多く用いられるのが，ヤシ科のハーブであるソウパルメット（ノコギリヤシ）です．ソウパルメットはアメリカ南東部の先住民が泌尿器の不定愁訴に用いてきた歴史があり，ドイツのコミッションEモノグラフでは軽度～中等度の良性前立腺肥大を適応としています．

　前立腺肥大は，男性ホルモンのテストステロンが，還元酵素である5α-リダクターゼによってジヒドロテストステロンに変化し，前立腺の受容体に結合することで発症します．ソウパルメットの成分は5α-リダクターゼを阻害し，またジヒドロテストステロンと前立腺の受容体が結合するのを阻害することで，頻尿や残尿感，排尿痛などの症状を改善します．ソウパルメットはこのほかにも，シクロオキシゲナーゼ阻害やリポキシゲナーゼ阻害による消炎作用など多数のメカニズムによって多様な症状を改善し，QOLを高めます．なお，ソウパルメットは脂肪酸などの脂溶性成分が効果発現に重要なので，ハーブティーではなくオイルカプセルなど，サプリメントの形で用いられます．

　生活指導としては，下半身を冷やさないようにすることや，長時間の座りっぱなしやバイクの運転を控えること，飲酒を控えめにすることなどが大切です．

　なお，わが国の男性のおよそ30%に発症するとされている男性型脱毛症（AGA）は，5α-リダクターゼの活性化が原因の一つなので，ソウパルメットはAGAの予防にも有効です．青森ヒバの精油にも5α-リダクターゼを阻害する働きがあるので，無香料のシャンプーに1%濃度で希釈した青森ヒバのシャンプーを作って利用するとよいでしょう．

　このように，ソウパルメットは泌尿器と頭髪のトラブルを防ぐという2つの意味で，壮年男性の味方だといわれています．

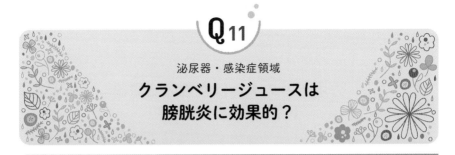

泌尿器・感染症領域
クランベリージュースは膀胱炎に効果的？

A

　数年前からアメリカでは，膀胱炎や尿道炎対策にクランベリージュースが人気です．ジュースといっても加糖されたものは原因となる大腸菌を増やし逆効果になるので，糖分を加えていない酸味のある無添加のものを用います（日本でも入手が可能です）．

　クランベリージュースの作用は，果汁に含まれるキナ酸というフィトケミカル成分が，体内で代謝されて馬尿酸となって排泄される際に，尿を酸性にするためだと考えられていました．最近ではそれに加えて，オリゴメリックプロアントシアニジン（OPC）というフィトケミカル成分が大腸菌の尿路上皮への接着を阻害し，またバイオフィルムの形成を抑制することが明らかになりました．OPCはホーソンや黒ブドウ葉などにも含まれますが，クランベリーのOPCは特別な分子構造をもっています．効果を得るためには，クランベリージュースを1日200 mL以上摂取します．ほかにフリーズドライ製法のクランベリーのサプリメントで服用する方法もあります．

　膀胱炎や尿道炎には，抗菌作用が顕著な食材を集中的に食べるという方法もあります．具体的には，エディブルフラワーとして知られるナスタチウム（キンレンカ）やホースラディッシュ（西洋ワサビ），ガーリックなどです．泌尿器系の感染症予防には腸内環境も関係するので，ダンディライオンのハーブティーを飲むなどして腸内環境を整えておくことも大切です．なお，間質性膀胱炎はキナ酸などの植物酸で悪化する場合があるので，クランベリージュースではなくアルテアルート（マシュマロウの根）が適応になります．

　生活指導では患部を清潔に保つとともに水分補給を十分に行い，身体の冷えに注意することが大切です．お風呂はシャワーで済まさずに，毎日必ず入浴して身体を温めるようにします．寒さを感じたらオレンジやユズの精油を用いて足浴を行います．清涼飲料水は身体を冷やし，過剰な糖分を含むため摂取を控えます．下着は化繊ではなく綿などの自然素材のものを選びましょう．

Q12

泌尿器・感染症領域

カボチャのタネは女性の泌尿器
トラブルに効果的？

A

　中高年の女性は特に冬季などに膀胱炎や頻尿，尿漏れ，過活動膀胱など，泌尿器系のトラブルに悩まされることがよくあります．パンプキンシードはこうした症状に役立つことから，ドイツのコミッションＥモノグラフでは過活動膀胱や排尿障害に適用とされています．

　パンプキンシードは一般に市販されているカボチャではなく，ペポカボチャ (*Cucurbita pepo*) と呼ばれるカボチャの種子を軽く焙じたものですが，わが国でも最近になって栽培が始まり入手が可能になりました．ペポカボチャは北アメリカやメキシコで1万年以上前から栽培されていたことが考古学的に明らかになっています．北アメリカの先住民であるチェロキー族やイロコイ族が，子どもの夜尿症治療に用いたという記録が残っています．

　パンプキンシードがなぜ泌尿器のトラブルに効果的なのか詳しいメカニズムは明らかになっていませんが，必須脂肪酸やフィトステロール，ビタミンＥやビタミンＥと相性のよいセレンや亜鉛，フィトエストロゲン作用をもたらすリグナンなどの相乗効果によるものと考えられます．

　パンプキンシードは大さじ山盛り1〜2杯(10〜20g)をよく噛み砕いて食べます．一般的に好まれる味のため無理なく食べることができます．生活指導では十分な睡眠を確保するとともに，身体を冷やさないことが大切です．衛生上からも毎日必ず15分程度は入浴して身体を温めます．その際に血液循環を促進するユズやオレンジなどの精油を使ったバスソルトを入浴剤として使用するのもよいでしょう．冷たい飲料や冷酒は控え，食事は野菜スープなどを摂ります．カフェイン飲料の摂りすぎも悪化要因になるので，コーヒーや紅茶をクミスクチンやスギナなどのハーブティーに代えましょう．泌尿器系の感染症予防には腸内環境を整えることも大切なので，ダンディライオンのハーブティーや，味噌汁を飲むようにします．

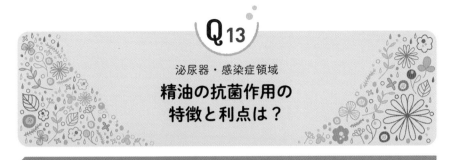

精油の抗菌作用の
特徴と利点は？

A

　精油の抗菌作用のメカニズムは，細菌の細胞膜に接触して膜機能を障害することです．緑膿菌に対して精油の抗菌作用が得られないのは，こうしたメカニズムによるものと考えられています．精油は多様な成分からなり，さらに各々の精油成分は多様な菌に対して抗菌作用を有しているので，全体としてきわめて幅広い抗菌スペクトルをもつことになります．また，精油は細菌だけでなく，ウイルスに加えて，カンジダや白癬などの真菌や，原虫，ダニなどにも活性を示します．そもそも精油は，植物が自らを外敵から守るための生体防御物質と考えると，これらのことが理解できます．自然界には多様なウイルスや菌が存在するため幅広い守りが必要なのです．

　精油の利点としては，液体なので多様な剤形に応用が可能なこと，精油成分自体が経皮吸収促進作用をもつため皮膚深部に到達すること，消炎作用や去痰作用など抗菌作用以外の作用を併せ持つこと，耐性菌の出現リスクが少ないことなどがあげられます．一方で，精油の抗菌作用は界面活性剤や油脂，有機溶媒などの添加で低下します．したがって抗菌作用を目的に使う場合には，剤形や溶媒に配慮する必要があります．

　精油と抗菌薬との違いに生体への侵襲性があります．抗菌薬は皮膚や腸内の有用菌に対して障害を与えますが，精油は常在菌に影響を与えないどころか，免疫力を賦活させる可能性があります．実際にティートリーの精油はマクロファージの増殖能を高めます．また，森林浴によってNK細胞が高まることが報告されていますが，樹木系や柑橘系などの快い香り刺激は，精神神経免疫学的に免疫系を高める方向に寄与すると思われます．

　精油の抗菌作用の活用は，抗菌薬の使い過ぎによる薬剤耐性菌の出現と医療費の高騰に対する解決策の一つとして注目されています．欧米ではそうした発想から，抗菌薬と精油の併用に関する研究が試みられています．

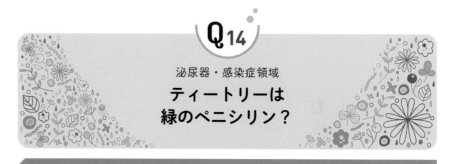

泌尿器・感染症領域

ティートリーは緑のペニシリン？

Q14

A

　アロマセラピーでは数多くの精油を用いますが，抗菌作用をもつ精油としてはティートリーの精油が最もよく知られています．ティートリー（*Melaleuca alternifolia*）は，主にオーストラリアに自生するフトモモ科の高木で，先住民のアボリジニが葉をお茶にして飲んでいたことからこの名前がついたとされています．

　ティートリーの精油の開発は，ティートリーの生育地として知られるニューサウスウェールズ州の化学者であるペンフォールドが，1925年にティートリーの葉を蒸留して得た精油の抗菌力が，石炭酸（フェノール）の13倍も強いことを発見したことから始まりました．第二次世界大戦ではオーストラリア軍の常備薬にも採用されていますが，戦後，ペニシリンをはじめとする抗菌薬と化学合成の殺菌消毒薬の登場でその座を奪われます．しかし，近年になって自然志向や抗菌薬に対する耐性菌出現の問題などから改めて注目を集めました．

　ティートリーの精油の抗菌力を上回る精油はほかにも存在しますが，ティートリーの精油の利点は皮膚の常在菌に対して影響を与えず，かつ刺激が少ないことにあります．このため多様な香粧品への活用が可能で，今では精油のほかに，精油を原料にしたローションや石けん，歯磨きやシャンプーなどが製造され世界中に輸出されています．例えば，ティートリーローションはアクネ菌によるニキビに用いられ，ティートリーシャンプーは雑菌の繁殖によるフケ症に用いられます．ティートリーの精油の商業的な成功によって，今ではニューサウスウェールズ州で大規模なプランテーションが行われています．

　なお，ティートリーの抗菌作用の本体は精油に含まれるテルピネン-4-オールであり，また精油に含まれる1.8-シネオールには少ないながらも皮膚刺激があることが知られています．このため現地では，「テルピネン-4-オール30％以上かつ1.8-シネオール15％以下」という品質管理基準を設定して品質の維持に務めています．

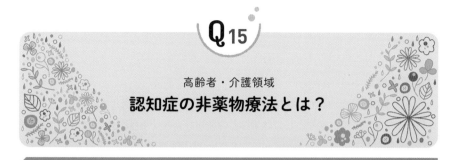

高齢者・介護領域
認知症の非薬物療法とは？

A

　認知症の非薬物療法は，薬物を使わないで認知症の予防や周辺症状の緩和をめざす療法のことをいいます．具体的には，植物療法（アロマやハーブ）以外に次のような療法あるいはセラピーがあります．これらのなかにはアロマやハーブの要素を加えることができるものもあります．認知症の周辺症状については，高齢者は薬物の有害反応を生じやすいこともあり，薬物療法を行う前に非薬物療法を試みることが推奨されています．

1 食事療法

　食事療法によって認知症のリスクになる糖尿病や高血圧，脂質異常症などを改善します．ローズマリーやセージなどの抗酸化作用が強いハーブや，ω3系脂肪酸などを積極的に摂ります．

2 アニマルセラピー

　セラピー用に訓練された犬（セラピードッグ）などと触れ合うことで，心身の刺激や生きる意欲が高まり，自分の役割を見つけるなどの効用があります．

3 音楽療法

　音楽を聞いたり歌ったり，楽器を演奏するなど，音を楽しむことでリラックス効果や心身のリズムを調和させる効果を得ることができます．演奏の背景に香りを漂わせると，聴覚と嗅覚を同時に刺激することができます．

4 運動療法

　体操やゲーム，ウォーキングなどを行うことで筋肉の維持など身体機能だけでなく，気持ちが明るくなったり認知症の周辺症状が改善したりするなどの効果があります．

ウォーミングアップとクールダウンに精油を使ったオイルマッサージを加えてもよいでしょう.

5 園芸療法

　広い意味の植物療法ともいえます．園芸を通して心身の活性化や生きる意欲の向上をもたらす療法です．植物としては棘（とげ）などの危険が少なく香り刺激も受けられるハーブがよく用いられます．作業療法的な目的や一種の精神療法的な目的で行われます．欧米では園芸療法を目的として造られた園芸療法ガーデンがあります.

6 回想療法

　過去を思い出したり思い出を語り合ったりして，脳機能を維持し情緒の安定をもたらす一種の心理療法といえます．背景に香りを漂わせて回想する方法も試みられています.

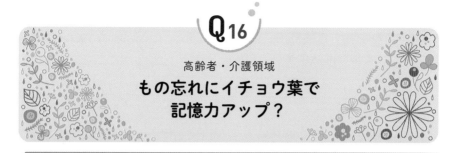

高齢者・介護領域

もの忘れにイチョウ葉で記憶力アップ？

A

　記憶力アップを目的に用いられるハーブには，ローズマリーやサフラン，クミスクチンやアンジェリカなどが知られていますが，サプリメントとして最も使われているのはイチョウ葉です．イチョウ葉は2億年前（ジュラ紀）から地球上に現存しているため「生きた化石」と呼ばれ，長寿の象徴としても知られています．イチョウの種子である銀杏は食用にもされますが，メディカルハーブとしてはもっぱら葉から抽出したエキスが使用されます．

　イチョウ葉の医療への応用は，1950年代にヨーロッパで実施された研究や臨床観察に由来し，現在ではドイツやフランスでは医薬品として流通しています．イチョウ葉の成分は強力なラジカルスカベンジャー（遊離基捕捉剤）として働き，血管壁を保護するとともに血流を改善します．ヨーロッパ植物療法科学協同組合（ESCOP）のモノグラフでは，イチョウ葉の適応を軽度〜中等度の認知症に加えて，めまいや耳鳴りなどの知覚神経障害，および間欠性跛行（しばらく歩くと足の筋肉が痛み，歩き続けることができなくなるが，少し休むと歩けるようになること）としています．

　イチョウ葉の有効成分は毛細血管を酸化傷害から守るフラボノイド配糖体と，血小板活性化因子（PAF）を抑制して神経を保護するギンコライドやビロバリドなどのテルペンラクトンと考えられています．このためドイツのコミッションEモノグラフでは，イチョウ葉エキスの品質管理の指標をフラボノイド配糖体22〜27％，テルペンラクトン5〜7％，ギンコール酸5ppm以下と定めています．また，わが国の健康食品の団体も，イチョウ葉エキスの品質管理についてはドイツの指標に準じています．

　有効成分であるテルペンラクトンのギンコライドBはPAFを阻害しますが，イチョウ葉エキスと抗凝固薬との相互作用について明確になっていないこともあり，手術や歯科処置の2〜3週間前は，イチョウ葉エキスの使用は控えるべきとの意見もあります．また，アルキルフェノールのギンコール酸は，アレルギー性皮膚炎を起こす可能性があるとして限度を定めています．

　なお，イチョウ葉エキスは認知症予防のほかに，抑うつや冷え症，糖尿病の合併症である糖尿病網膜症，糖尿病腎症，糖尿病神経障害などにもっぱらカプセル剤などのサプリメントの形で用いられます．

高齢者・介護領域
アルツハイマーの予防に精油を使うときのポイントは？

　嗅覚刺激は，嗅神経を介して記憶を司る海馬や情動を司る扁桃核に伝達されます．懐かしい香りを嗅いで昔の情景を思い浮かべることがあるように，香りと記憶は密接に結び付いています．最近の研究では嗅覚障害が認知機能の低下に先行すること，また初期の段階で上手に嗅覚神経を刺激すればアルツハイマーの進行を抑制できることが明らかになっています．

　精油を使う場合のポイントは，日中にローズマリーやグレープフルーツ，レモンなどの覚醒作用をもつ精油を使って心身をリフレッシュするとともに，夕方〜夜間にはラベンダーやオレンジなどの鎮静作用をもつ精油を使って心身をリラックスさせます．つまり脳機能を向上させるには，一日のうちの気分のメリハリ，すなわちサーカディアン（概日）リズムを香りを使って意識的につくるのです．また，夜間の睡眠時間や睡眠の質とアルツハイマーの発症には密接な関係があるので，寝室で香りを漂わせることによって睡眠環境を整えることも大切です．

　なお，高齢者は国産の精油を好むケースも多いので，リフレッシュには北海道和薄荷や筑後樟脳を，リラックスには高知ユズや木曽ヒノキを用いるとよいでしょう．樟脳の精油にはカンファーという成分が含まれるため神経毒性に注意すべきという情報がありますが，カンファーだけを単一成分で使うのではなく，精油として多成分が含まれた状態で使うのであればリスクは少ないと考えられています．「カンフル剤」という表現があるように，樟脳は昔から気つけ薬として使われています．香りを漂わせる方法は電気式の芳香器を使ってもよいし，アロマシールといって精油をたらして衣服に装着できるシールを使う方法もあります．

　アロマセラピーは記憶障害などの中核症状だけでなく，不安や抑うつ，興奮や妄想などの周辺症状（BPSD）にも有効であることが明らかになっています．好みの香りの精油を使ってハンドマッサージを行うのもよい方法です．皮膚と脳は神経を介して結び付いているため，皮膚に働きかけることによって脳に影響を与えることが可能です．

アロマのハンドマッサージは嗅覚刺激に加えて触覚刺激も同時に加わるので，相乗効果が得られます．また，ハンドマッサージを行うと自然にコミュニケーションが生まれることもメリットの一つです．

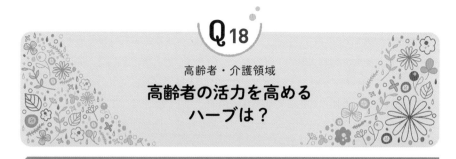

Q18

高齢者・介護領域
高齢者の活力を高める
ハーブは？

A

　古今東西で不老長寿の薬を求めたのがハーブ研究の入り口といえます．そのなかからガーリック，ジンジャー，マカ，エゾウコギの4種類を紹介します．いずれのハーブも科学的検証により，先人たちの知恵の正しさが証明されています．

1 ガーリック

　強壮作用の活用は，エジプトのファラオの時代までさかのぼります．当時，ピラミッドの建設に従事させられた奴隷に，スタミナ源としてガーリックが与えられていました．アーユルヴェーダ（インド伝承医学）の書物や中国の神農本草経にもガーリックの記載があります．ガーリックには含硫化合物であるアリインや抗酸化ミネラルであるセレンなどが含有されています．

2 ジンジャー

　熱帯アジア原産のハーブで，食欲を高め，活力を増強するハーブとして，高齢者や虚弱者に用いられてきました．活力を高めるには生のジンジャーを食材として用い，関節の痛みを和らげるには乾燥させたジンジャーを服用します．これは，乾燥させることで消炎鎮痛作用をもたらす成分が増加するためです．ジンジャーはウコン（ターメリック）とともに，ジャワ島やバリ島の伝統医学であるジャムウでも重用されています．

3 マカ（ペルー人参）

　ペルー原産のアブラナ科のハーブで，インカ帝国の時代からアンデス高地で栽培された歴史をもち「ペルー人参」の名前で知られています．人に対しての滋養強壮効果に加えて，動物の妊孕力を高めることでも知られています．マカにはアルギニンなどのアミノ酸や，亜鉛などのミネラルが豊富に含まれています．

④ エゾウコギ（シベリア人参）

　中国では刺五加と呼ばれ，生命エネルギーである気を高めるハーブとして用いられてきました．東洋の朝鮮人参やアメリカ大陸のアメリカ人参とともに，アダプトゲンハーブとして知られています．アダプトゲン作用とは，ストレスへの適応力を高めて恒常性を維持し，長期にわたって無害な作用のことをいいます．エゾウコギは，ロシアではオリンピック選手や宇宙飛行士などに与えられた歴史があり，わが国でもトップアスリートが活用しています．

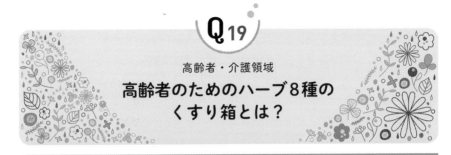

高齢者・介護領域
高齢者のためのハーブ8種の
くすり箱とは？

A

　高齢者は薬物動態の加齢変化や，複数の症状に対して併用する医薬品が増えることにより薬物有害事象が増加しやすく，ポリファーマシーになりやすい傾向があります．ハーブなどを上手に活用して症状を和らげることが大切です．ここでは，高齢者に使用しやすいハーブ8種類を紹介します．

1 ジャーマンカモミール

　胃腸の不調や眠れない夜に飲用します．ペパーミントを用意しておくと，ブレンドの比率を変えることで使用目的や味の違いが楽しめます．胃の不調にはカモミールを多めに，便秘にはミントを多めにブレンドします．

2 エゾウコギ

　ストレスに対する適応力を高めるハーブとして知られ，老化に伴う心身の機能低下を防ぎます．高齢者の疲労感や倦怠感，また風邪がはやったときなどに生体防御機能を高めるためにも飲用します．

3 マルベリー

　食直前に飲むことで二糖類分解酵素を阻害して糖の吸収を防ぎ，血糖値の上昇を抑えます．味が飲みやすいので継続しやすい利点があります．亜鉛やカルシウム，鉄などのミネラルも豊富に含まれています．

4 ネトル

　アレルギー体質の改善とは別に，スギナとブレンドして関節炎や関節リウマチに使います．痛みがあるときはキャッツクローやデビルズクローなどの抗炎症ハーブサプリメントを用います．

5 ホーソン

心臓のハーブの代名詞的な存在で，老化に伴う心臓の痛みやしびれ，弱い不整脈などに用います．作用が穏やかなので継続的に使用できます．

6 ハイビスカス

エネルギー代謝を高め，疲労を回復するハーブとして知られていますが，最近では高血圧のハーブとして研究されています．爽やかな酸味があるので，ペパーミントとブレンドすると飲みやすくなります．

7 サフラン

婦人薬や冷え症への用途で有名ですが，脳由来神経栄養因子を活性化することから，最近では抑うつや認知症予防への活用が報告されています．雌しべ7～10本ほどを熱湯抽出したハーブティーを服用します．

8 クミスクチン

腎機能を高めるハーブとして知られていますが，ノビレチンに似たシネンセチンというフラボノイドを含み，認知症への活用が期待されています．なお，膀胱炎や尿漏れ，過活動膀胱などの泌尿器トラブルには，パンプキンシードを1日10～20g食べます．

Q 20

高齢者・介護領域
高齢者のスキンケアの
ポイントは？

A

　高齢者に多くみられる皮膚トラブルに老人性皮膚瘙痒症，いわゆる老人性乾皮症があります．乾皮症（ドライスキン）とは，加齢に伴い皮膚の水分が減少し，乾燥によって皮膚の表面が粉を吹いたような状態になるものです．特に秋から冬にかけて空気の乾燥によって悪化し，掻くと皮膚炎を起こします．温度の変化によってもかゆみを生じることがあり，暖房にあたったり睡眠時に布団で温まったりするとかゆみが生じることがあります．強いかゆみは睡眠の質を低下させ，またQOLを低下させます．

　原因としては，アトピー体質のように皮膚が乾燥しやすい体質や，身体の洗いすぎ，市販の化粧水の刺激や，おむつなどの物理的刺激などに空気の乾燥などが絡み合って発症します．スキンケアは洗浄→保湿（水分補給）→油分補給の順で行いますが，まずは身体を洗いすぎないことです．日常生活での汚れについてはお湯だけで落ちますし，石けんの使用は最小限にとどめます．石けんは無香料で洗浄力が強すぎないものを使います．市販の化粧品は刺激を受けるものが多いので，保湿はローズウォーターなどの天然の芳香蒸留水を使います．芳香蒸留水は希釈しないでそのまま化粧水として使えます．芳香蒸留水を適量，手に取り肌に塗ります．スプレー容器に入れて肌に向けて噴射してもよいです．いずれにしろ肌に両手のひらをあてて，やや圧をかけて水分を肌に押し込める感じで押さえます．

　次にマカデミアナッツ油を少量，手のひらに取り肌全体に伸ばして塗ります．油が幕を張ることで，肌の水分が蒸発するのを防ぎます．本来は，皮脂腺からでる皮脂と汗腺からでる汗が自然に乳化して肌をコートします．油は自分の皮脂がでてくるまでの時間稼ぎのつもりで少量使います．あまり油をつけすぎると，皮脂腺を圧迫して逆に皮脂がでるのを邪魔してしまいます．また，マカデミアナッツ油の利点は，皮脂に20％程度含まれるパルミトオレイン酸（POA）を同量の割合で含んでいるため馴染みやすく，刺激が少ないことです．POAは皮膚や血管を健やかに保つのに必要な脂肪酸で，体内で生合成できますが，加齢に伴い少なくなるため補給が必要です．

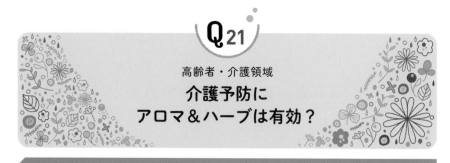

Q21

高齢者・介護領域

介護予防に
アロマ＆ハーブは有効？

A

　介護予防とは要介護状態の発生をできる限り防ぐ（遅らせる）こと，そして要介護状態にあってもその悪化をできる限り防ぐこと，さらには軽減を目指すことをいいます．

　要介護状態になるのを防ぐためには，その原因疾患を把握することも大切です．要介護の原因になる疾患は，脳血管疾患，老衰，転倒骨折，認知症，関節疾患が上位を占めています．脳血管疾患を防ぐには，その要因となる高血圧，糖尿病，脂質異常症を予防することが大切です．

　高血圧の予防にはバランスのよい食生活や適度な運動に加えて，爽やかな酸味が特徴のハイビスカスや，穏やかな甘い香りのリンデン（西洋ボダイジュ）のハーブティーが役立ちます．ラベンダーやローマンカモミールの精油を用いた芳香浴で，ストレスによる興奮や緊張を抑えることもよい方法といえます．また，こうした精油を用いたオイルマッサージも血管のしなやかさを保つのに役立ちます．

　糖尿病の予防には，マルベリーのハーブティーを食直前に飲むことで糖の吸収を阻害することが可能です．

　脂質異常症にはアーティチョークのハーブティーが用いられます．苦味が強いハーブなので，飲みにくい場合はペパーミントをブレンドすると飲みやすくなります．

　女性の骨粗鬆症の予防にはバランスのよい食生活と適度な運動を行い，そのうえで大豆イソフラボンを豊富に含む納豆や味噌などの大豆発酵食品や，豆腐などの大豆加工食品を積極的に摂取しましょう．また，腸内環境が悪化していると大豆イソフラボンの吸収が低下するので，プレバイオティクスであるイヌリンを含むダンディライオンやバードック（ゴボウ）のハーブティーを飲みましょう．

　なお，五感への刺激は脳機能や身体機能の維持にとても重要です．オイルマッサージによる嗅覚と触覚への刺激や，ハーブティーによる嗅覚と味覚への刺激などを毎日の暮らしのなかで上手に活用しましょう．

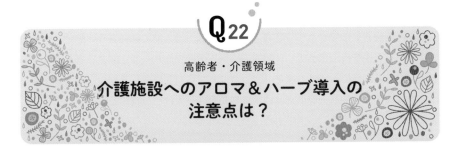

高齢者・介護領域

介護施設へのアロマ＆ハーブ導入の注意点は？

A

　介護施設にアロマやハーブを導入する際には次の点に注意しましょう．高齢者が対象の場合には，思いもよらぬ事故やトラブルを招くことがあります．

1 利用者さんへの注意

　オレンジやレモンの精油などは香りがよいため，思わず口に近づけてしまう人がいます．精油は口に入れないこと，そのまま原液では皮膚につけないことを最初の段階で明確に伝えるようにします．高齢者の場合，皮膚が乾燥しているためマッサージオイルや手作り化粧品は刺激に注意し，精油の濃度は控えめにします．ハーブティーは利尿作用があることもはじめに伝えておきましょう．蒸気吸入を行う場合やハーブティーを飲んでもらう場合は，高温による火傷に注意します．ハンドマッサージを行う場合はマッサージの圧力に注意し，言葉を交わしながら行います．

2 本人および家族への確認事項

　アロマやハーブを取り入れるにあたり，目的やメリット，注意事項を説明して理解と同意を得ます．説明が済んだら同意書にサインをもらうようにします．また，既往歴および現病歴と内服薬，外用薬の内容について確認し，避けるべき精油やハーブがないかを検討します．植物（例えば，キク科アレルギーなど）やエタノールなどにアレルギーがないかどうかについても確認します．ハンドマッサージを実施する場合は，必ず事前にパッチテストを行います．

3 医療従事者との連携

　主治医や看護師，ケアマネジャーや相談員などの他職種とも連携を図り，ケアプランのもとに無理なく行うようにしましょう．

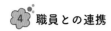 **職員との連携**

　高齢者施設でアロマやハーブを導入する際には，導入前に勉強会や体験会を開くなどして情報交換を行うようにし，施設の職員にアロマやハーブに関する基本的な知識を伝えておくようにします．また，コンパクトな資料を作成して施設に常備するようにします．アロマやハーブに対する興味や知識は一人ひとり異なるので，焦らず余裕をもって導入するようにしましょう．

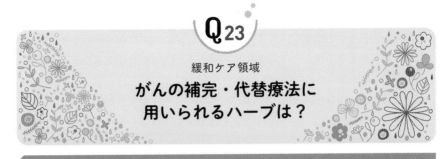

緩和ケア領域

がんの補完・代替療法に
用いられるハーブは？

A

　がんにおける現代医療の主流は，薬物療法，外科療法，放射線療法の3つですが，何らかの理由でこの3つの療法を受けることができないケースや，本人の意志により現代医療以外の療法を選択した場合には，補完・代替療法を受けることになります．また，現代医療を受けながらの支持療法として，あるいは相乗効果を得るために，補完・代替療法を受ける場合もあります．

　がんの補完・代替療法には，①心身医学（ヨガや瞑想，催眠やイメージ療法など），②生物学的療法（植物療法や分子栄養療法，各種の食事療法など），③手技療法（カイロプラクティックやオステオパシーなど），④エネルギー医学（気功やレイキ，セラピューティックタッチなど），⑤全人的医療（アーユルヴェーダやホメオパシー，中国伝統医学など），が知られています．ここでは欧米で活用されている3種のハーブとして，西洋のミスルトゥー，東洋のマイタケ，南アメリカのパウタルゴを紹介します．

1 ミスルトゥー（西洋ヤドリギ）

　ビャクダン科の寄生植物で，レクチン類や多糖類を含みます．ミスルトゥーから作られたイスカドールという植物製剤は，アントロポゾフィー医学（シュタイナー医学）で抗がんや免疫賦活を目的に使われています．

2 マイタケ

　サルノコシカケ科のキノコで，β-グルカンやタンパク質，エルゴステロールなどを含みます．ある種のβ-グルカンは腸粘膜のパイエル板で免疫応答を導きます．化学療法薬とβ-グルカンを併用することで，相乗効果を得るなどの試みが行われています．

3　パウタルゴ（紫イペ）

　ノウゼンカズラ科の高木で，ナフトキノン類のラパコールやフラノナフトキノン類を含み，免疫賦活やアポトーシス誘導，血管新生阻害などの作用を有します．

　前述の3種のハーブとは別に，数種のハーブをブレンドして製剤化した例に，カナダのエシアック（Essiac）という製品があります．カナダの先住民の伝統的な処方をもとに製剤化したもので，バードックやダイオウ，アカニレやヒメスイバなどが使われており，日本でも入手が可能です．抗がんや血液浄化を目的に用いられます．

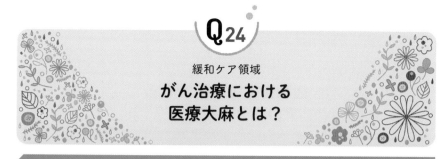

緩和ケア領域
がん治療における
医療大麻とは？

A

　大麻の医療領域での活用を医療大麻（medical marijuana）といいます．大麻はもともと日本薬局方に収載された医薬品でしたが，1948年に大麻取締法が公布されたため，『第六改正日本薬局方』で削除されてから収載されることなく現在に至っています．その後，1990年代に体内にカンナビノイド受容体が発見され，その内因性のアゴニストであるアナンダミドなどが見出されました．これらの仕組みはエンドカンナビノイド（内因性カンナビノイド）システムと呼ばれ，恒常性や生体防御機能を司っていることが明かになりました．こうした科学的な知見の進歩により，海外では大麻製剤が開発され，大麻の合法化や非犯罪化が進んでいます．なおアメリカでは，連邦法で医療大麻は違法ですが，ワシントンDCを含む過半数の州では合法化されています．

　がんの化学療法では，しばしば悪心と嘔吐を伴いますが，カンナビノイドは制吐作用をもち，また食欲不振や疼痛，さらには不安や抑うつなどの精神神経症状にも有用です．大麻によってこうした症状が緩和されることは患者のQOLを高め，治療の継続を可能にします．さらに最近では，大麻の直接的な抗がん作用についても研究が進み，血管新生の抑制やアポトーシスの誘導などが報告されています．

　大麻に含まれるカンナビノイドには，テトラヒドロカンナビノール（THC）とカンナビジオール（CBD）があります．わが国ではTHCは違法ですがCBDは合法なので，国内でサプリメントや食品として流通しています．

　大麻の作用は主にカンナビノイドによるものとして解釈されていますが，フラボノイドや精油（β-カリオフィレンなど）などの多様な成分の相乗効果によるものです．こうしたメカニズムはアントラージュ（取り巻き）効果と呼ばれています．また，海外では大麻の臨床応用はがんに限らず，多発性硬化症やパーキンソン病，てんかんや緑内障などにも幅広く活用されています．また，カンナビノイド受容体は呼吸中枢には存在しないので，モルヒネのように過量投与のリスクがないなどの利点もあります．医療大麻を取り巻く環境は急速に変化しています．

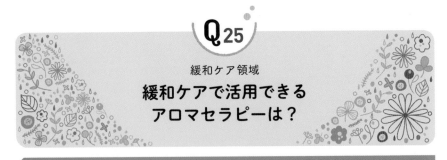

Q25

緩和ケア領域

緩和ケアで活用できる アロマセラピーは？

A

　緩和ケアにおけるペインコントロールは，身体的，精神的な痛みに加えて，社会的，スピリチュアルな痛みまで（トータルペイン）を視野にいれたケアが必要になります．精油は心と身体，それにスピリチュアルな領域にまでホリスティックに働きかけるといわれ，欧米では緩和ケア領域で積極的に活用されています．家族によるマッサージは，本人だけではなく家族にとっても大切な記憶として残ります．

　疼痛管理では，侵害受容性疼痛にはラベンダーやゼラニウムなどの消炎作用をもつ精油を用い，化学療法による末梢神経障害などの神経障害性疼痛には，ペパーミントや筑後樟脳，クロモジやコパイバなどを選択します．

　抗がん剤による悪心や嘔吐には，ペパーミントやジンジャーの精油の香りを活用します．精油の制吐作用については，抗がん剤服用後1〜2時間で起こる即時型よりも，1〜2日後に起こる遅延型のほうが効果は望めます．ベッドサイドに芳香器を置いて香りを漂わせますが，アロマスティックなどの携帯用芳香器なら周りに香りは漂わないので個室でなくても使えます．オピオイドによる便秘にはペパーミントの精油を用いた湿布やオイルマッサージがよく行われますが，弛緩性便秘にはローズマリーの精油を用いて適度な刺激を与える方法が奏効することもあります．倦怠感や不安，抑うつなどの精神神経症状には芳香浴を行います．ペパーミントなどの爽やかな香りや，青森ヒバや木曽ヒノキなどの森林系，オレンジや高知ユズなどの柑橘系などから本人がそのときに嗅ぎたい香りを選びます．

　また，香りをたまに変えて心に変化を呼び覚ますことも大切です．基本的には芳香器を使いますが，加湿器の中にアルコールで希釈した精油を入れる方法もあります．精油は悪臭物質を分解することによる消臭作用や抗菌作用があるため，病室の空気を清潔に保ち悪臭によるQOLの低下を防ぎます．消臭目的の場合，清涼感を高めるペパーミントや，アンモニアや硫化物を分解することが確認されている北海道モミ，青森ヒバや木曽ヒノキなどの樹木系の精油を選びます．

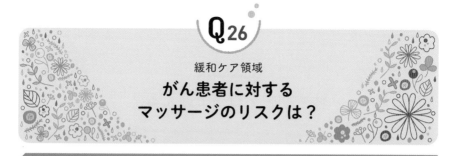

がん患者に対する
マッサージのリスクは？

A

　がん患者のおよそ20％がマッサージなどの手技を受けているといわれています．国立がん研究センターや各病院の緩和ケア病棟でもそれらが広がりつつあります．配慮に富んだマッサージには，単なる慰安を超えたメリットがあります．例えば，ゲートコントロール理論に基づく疼痛の緩和，ストレス緩和によるコルチゾールの減少と免疫応答，物理的刺激による血流量の増加，そしてなによりもセラピストとの交流による安心感などが得られます．こうしたことから，乳がんに関するリンパ浮腫軽減を目的に，徒手的リンパドレナージ（MLD）を行うケースも増えています．

　一方で，体力が弱っている患者さんには注意が必要になります．気持ち良いからといってあまり長時間マッサージを行うと，施術を受ける側も体力を消耗することがあります．また，皮膚に対するマッサージオイルの刺激が，かゆみや炎症を招くことがあります．これを防ぐには日頃から保湿などのスキンケアを行い，精油の濃度を薄くします．キャリアオイルには皮膚刺激が少なく酸化しにくいマカデミアナッツ油や，椿油，ホホバ油を用いるとよいでしょう．

　さらに，抗凝固薬を服用している患者さんの場合，内出血リスクに注意が必要です．防止策としては，抗凝固薬の内服の有無を必ず確認し，服用している場合は圧を軽くすることです．骨転移がある場合は弱い圧でも骨折のリスクがあるので，その部位の施術は控えます．放射線を照射した部位や手術部位も，皮膚の炎症や疼痛，感染リスクがあるので施術を控えます．よく議論されるテーマに，"マッサージによるがん転移の促進リスク"というものがありますが，それについては「そうしたリスクは絶対にない」というエビデンスはないとともに，「マッサージががんを広げた」というエビデンスもありません．がんの部位を直接圧迫するようなことを控えながら，患者さんとセラピストがよく話し合って信頼関係のもとに行うことが大切です．また，マッサージを行う目的や位置づけが，あくまでも現代医学を主としたサポーティブケア（支持療法）であることを，お互いに確認しておくことも大切です．

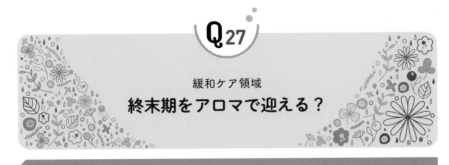

Q27

緩和ケア領域

終末期をアロマで迎える？

A

　長期にわたって寝たきりになると，日常的に脚や膝などに痛みや倦怠感を覚えるようになります．患者さん本人が好む香りの精油を使って，こまめにフットマッサージやハンドマッサージをしてあげてください．触れるだけで血液循環やリンパ循環は高まりますから浮腫の予防にもなります．また，部屋で香りを漂わせることで臭いの問題を解決することにもなります．精油による消臭はマスキングではなく，悪臭物質そのものを分解するので効果的です．北海道モミや青森ヒバ，木曽ヒノキなどの樹木系の精油か，それらの精油に和薄荷の精油をブレンドして用います．

　いよいよ最後のときが近づいたら，家族や知人など，みんなで順番に患者さんのハンドマッサージをしましょう．精油の香りと心地よいタッチは終末期の不安や恐れを和らげ，穏やかな最後の時を迎えるにふさわしい環境を演出してくれます．終末期を迎えると，家族や知人，セラピストの役割は「何かをしてあげること」ではなく，「温かく看守り，ともに居てあげること」になります．ケアを受ける人とケアを提供する人が1つの香りに包まれることで，言葉はなくても深いコミュニケーションの場が生まれます．本人が亡くなったあとも「そばにいるだけで何もしてあげられなかった」と後悔するのではなく，タッチやマッサージをしてあげたという思い出は永遠に残ります．死は本人だけのものではなく周りの人にとっても大切な記憶となるのです．また，エンジェルメイク（死化粧）の際にも芳香蒸留水や植物油はとても役立ちます．

　仏教では香華灯明といって，香りは臨終や弔いの場に不可欠ですが，ほかの宗教でも花や香りは欠かせないものであり，そうした場面にアロマが用いられるのは必然なのかもしれません．最近では葬儀の演出も個性化していて，本人の好きだった香りや思い出の香りをお線香の代わりに会場に漂わせるケースもあります．大切なセレモニーを永く記憶に残すという意味でも良い演出といえるでしょう．

季節で使えるアロマ＆ハーブ
花粉症に役立つアロマ＆ハーブは？

A

　ドイツやフランスでは春先にネトルやエルダーフラワーなどのフラボノイド含有ハーブや，ダンディライオンなどのデトックスハーブを集中的（1日3～6杯のハーブティー）に摂取して，花粉症などのアレルギー疾患に備える「春季代謝（解毒）療法」が生活習慣として定着しています．軽い断食を一緒に行うと，さらに体質改善に効果的です．

　ネトルやエルダーフラワーに含まれるフラボノイドは，毛細血管の透過性亢進を抑制するとともに，マスト細胞からのヒスタミン遊離を抑制します．また，ダンディライオンは苦味成分やオリゴ糖のイヌリンを含みます．苦味成分は肝機能を高め，イヌリンはビフィズス因子として腸内環境を改善します．毎年，花粉症で悩まされる人は，冬のうちから糖分を含んだ清涼飲料水の摂取を控え，ネトルやダンディライオンのハーブティーを飲用するとよいでしょう．ネトルの風味が苦手な人は，バーチ（白樺）の葉で代用します．フリーズドライ製法のネトルのサプリメントで服用する方法もあります．くしゃみや鼻水などの症状が出てしまったら，エルダーフラワーとペパーミントのブレンドティーを，メントールの香りを鼻から吸い込みながら飲用します．

　アロマセラピーでは，抗ダニ作用が強く，鼻粘膜の冷感受容体に作用して清涼感をもたらすユーカリやペパーミントの精油で芳香浴を行います．外出時にはアロマスティック（スティック型の携帯用芳香器）に入れて持ち歩き，鼻がムズムズしたら精油の香りを吸い込みます．適量の精製したワセリン（サンホワイト®）にペパーミントの精油を1滴たらしてよく混和したものを，鼻腔や鼻の入口に少量塗布してもよいでしょう．なお，花粉症でユーカリやペパーミントの精油を用いる場合は，ユーカリはシネオールの含有量が多いもの，ペパーミントはメントールの含有量が多いものを使います．それぞれの香りを嗅いでみて，清涼感の強いものを選ぶとよいでしょう．

　生活習慣では食事に気をつけ，睡眠不足に注意します．高温多湿を避け，可能ならフローリングにして拭き掃除をこまめに行うなど居住空間にも注意しましょう．

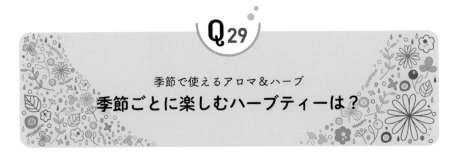

Q29

季節で使えるアロマ＆ハーブ

季節ごとに楽しむハーブティーは？

A

　日本は四季の移り変わりがあり，その変化にうまく対応できないと体調を崩すことがあります．四季に応じたハーブティーを楽しむことで，そうした変化にスムーズに適応することを目指しましょう．

 1　春

　春は身体が活性化するとともに，ほこりや花粉が舞うため花粉症などのアレルギーを起こしやすい季節です．ドイツやフランスでは春季代謝（解毒）療法といって，この季節にネトルやエルダーフラワー，ダンディライオンなどのハーブを積極的に服用する習慣があります．また，同時に軽い断食などを行い，体内の老廃物を排泄します．こうした習慣は，ニキビや吹き出物の予防にもつながります．

2　夏

　日本の夏は高温多湿になり，夏バテに注意が必要です．灼熱のモロッコではペパーミントが国民的飲料として親しまれ，爽やかなメントールのおかげで食欲不振や夏バテが防げています．エチオピアなどで人気のハイビスカスは，エネルギー代謝を高めます．夏バテによる気力や体力の低下には，カフェインを含み強壮効果をもたらすマテ茶が役立ちます．暑さで失われた水分やビタミン，ミネラルは，ローズヒップティーで補いましょう．また，暑いからといって糖分が大量に入った清涼飲料水を多量に飲むことは控えましょう．ジャーマンカモミールなどを冷やしたアイスハーブティーなら身体を必要以上に冷やしません．

 3　秋

　秋になると日差しが弱くなり，気持ちがふさぎ込みがちになります．積極的に外に出て太陽の光を意識的に浴びるとともに，不眠や抑うつにはセントジョンズワートを

服用します．食欲の秋ですが，甘いものを食べる前にマルベリーティーを飲むことで糖の吸収を抑えることができます．

4 冬

　冬は気温の低下と空気の乾燥により，風邪やインフルエンザなどの感染症が流行します．野菜スープを食べて十分な睡眠を確保するなど，免疫力の低下に気をつけるとともに，寒気を感じたらエキナセアのハーブティーを服用します．のどの痛みにはセージ，咳にはタイムやフェンネルのハーブティーが役立ちます．冷えは万病の元といわれますが，衣類に注意して頭寒足熱の状態にするとともに，ジャーマンカモミールにハチミツや生の生姜汁を加えるなど，身体を温めるハーブティーを服用します．

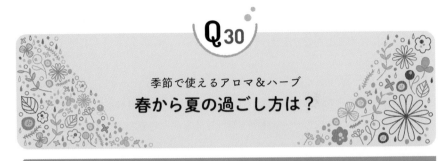

Q30

季節で使えるアロマ＆ハーブ

春から夏の過ごし方は？

A

　春先は花粉症に悩まされる季節ですが，卒業や就職，転勤などで精神的にも不安定になりやすい季節です．呼吸器の不調が出やすいのは秋と同じですが，秋に悲しみや憂いが出やすいのに対して，春は怒りの感情が出やすくなるといわれています．ラベンダーの清楚な香りは怒りを消し去る働きに優れているので，怒りを感じたらラベンダーの香りを嗅いで深呼吸しましょう．東洋医学では怒りは肝臓に悪影響を与えるとされているので，ダンディライオンやウコン（ターメリック）などを服用します．

　春が終わりを迎えると梅雨がやってきます．この季節は高い湿度が原因となり，胃腸の不調や白癬（水虫）などの皮膚病を招きます．食欲不振や胃もたれなどがある場合は油ものを控え，ペパーミントのハーブティーを飲用するとよいでしょう．苦味ハーブであるアーティチョークや，アーティチョークとペパーミントのブレンドも効果的です．白癬は患部を清潔にし，完全に乾燥させることが大切です．そのあとでティートリーの精油を患部に1滴，塗布します．精油は経皮吸収されるので，皮膚の深部の白癬菌にも効果が及びます．

　盛夏は水分の補給が滞ると熱中症を起こすリスクがあります．冷たくしたハーブティーはビタミンやミネラルを含むため，天然のスポーツドリンクといえます．実際に，1964年に開催された東京オリンピックでは，金メダルを獲得したエチオピアのアベベ選手が，マラソンの給水にハイビスカスティーを飲んでいました．

　そのほかにも，アイスミントティーはメントールの香りが清涼感をもたらし，夏場の食欲不振を改善します．ローズヒップティーを冷やしたものはビタミンCの補給になり，またハイビスカスとブレンドすると，ハイビスカスに含まれるクエン酸などの植物酸により疲労回復効果が加わります．マテのアイスティーはカフェインや鉄分，カルシウムを含むため，強壮飲料として知られています．冷え症の人には，あまり身体を冷やさないジャーマンカモミールのアイスティーがお勧めです．

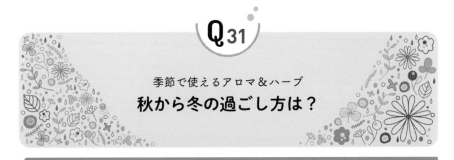

季節で使えるアロマ＆ハーブ
秋から冬の過ごし方は？

A

　秋の気候の特徴は，日中が暖かく，日が暮れると肌寒くなるような昼夜の気温差と，冬に向けて湿度が低くなることです．そのため薄着で就寝すると，風邪をひいたりすることがあります．春先の風邪と違い，秋から冬に風邪をひくと膀胱炎や尿道炎を併発することがあるので，何よりも身体を冷やさないことと乾燥から身を守ることを心がけます．風邪が流行ってきたら免疫力を高めるエキナセアのハーブティーを飲んだり，ユーカリやティートリーの精油を使って芳香浴や蒸気吸入を行ったりします．風邪のウイルスは上気道から侵入するので，蒸気によってのどの粘膜を潤すことは感染予防に役立ちます．口ではなく鼻から息を吸い，十分な睡眠を心がけます．風邪をひいたら，のどにはセージ，咳にはタイムやマレイン（ビロウドモウズイカ）のハーブティーを飲用するとよいでしょう．

　この時期にとても役立つ自然薬がハチミツです．就寝前に良質のハチミツを口に入れ，すぐには飲み込まずに，のどの辺りに塗りつける感じでのどの奥に送り込みます．このとき，タイム10ｇをパウダーにしてハチミツ100ｇに混和して製したタイムハニーで行うとさらに効果的です．

　食事は感染に対する抵抗力を高める野菜スープがお勧めです（p.116参照）．具には抗酸化作用が強いニンジンなどの色の濃い野菜と，免疫力を高めるキノコ類の両方を使います．

　秋は悲しみや憂いといった感情が強くなる季節です．さらに冬になり日照時間が短くなると，気分が不安定になり落ち込みやすくなるような季節性感情障害といわれる症状が現れます．こうした時期にはベルガモットやオレンジなどの柑橘系の香りを活用して，気持ちを前向きにしましょう．ハーブでは，軽度〜中等度の抑うつにセントジョンズワートを服用します．気持ちが内向きになっても部屋に閉じこもらずに意識的に外出します．適度な有酸素運動は抑うつ傾向を改善する効果があります．

季節で使えるアロマ&ハーブ
クリスマスに祝う香りは？

A

　クリスマスプレゼントの起源が香りと関係することを知っていますか？　新約聖書におさめられた4つの福音書の一つである『マタイによる福音書』によれば，「学者たちはその星を見て喜びにあふれた．家に入ると幼子は母マリアとともにおられた．彼らはひれ伏して幼子を拝み，宝の箱を開けて，黄金，乳香，没薬を贈り物として捧げた」との記述があります．東方の三博士が救世主誕生に際してベツレヘム（パレスチナの都市：イエス・キリストの生誕地とされている）へ持参したのは，黄金とともに乳香（フランキンセンス）と没薬（ミルラ）だったのです．この逸話からわかるのは，当時から乳香と没薬は，黄金と並び称されるほどの価値があったということです．

　乳香と没薬はいずれもカンラン科の植物で，ソマリアやエチオピアなどで生育します．乳香はバビロンの昔から太陽神ラーに向けて焚かれました．当時の薫香は神への供物や悪霊の追放，名誉の象徴や祝宴の室内香など多様な役割をもっていました．そして人々の願いは煙を介して神に届けられ，神からの予言は煙を介して降ろされました．また，没薬の“ミルラ”の名が古代エジプトでつくられた“ミイラ”の語源といわれています．実際，ミイラをつくるときに没薬の抗酸化作用や防腐作用が役立てられました．乳香は生の象徴，その一方で没薬は死の象徴とされ，この2つの魅力的な精油は対として知られています．

　乳香の香りは透明感があり，呼吸を深くするため鎮静・鎮痛作用をもたらします．また，ヨガで瞑想する背景の香りとして用いたり，インスピレーションを求めて焚かれたりします．最近では，乳香はアンチエイジングクリームなどの美容領域での活用も盛んになりました．没薬の香りはバルサム（樹脂）系の重い香りで，古くは歯科や口腔領域のトラブルに用いられました．考えがまとまらないときや心ここにあらずのときに，イメージを形にして現実に着地させるのを助けます．

　聖夜には乳香や没薬の香りを漂わせ，古人に思いをはせてみるのもよいかもしれません．

Q33

栄養・機能性食品・食物
ハーブにも表示されている
機能性表示食品とは？

A

　機能性（いわゆる健康効果）を表示することが許された食品には，特定保健用食品
（トクホ）と栄養機能食品があり，平成27年（2015年）4月から新たに機能性表示食
品が加わりました（**表2-1**）．

　特定保健用食品は健康の維持増進に役立つことが科学的根拠に基づいて認められた
もので，国が審査を行い消費者庁長官が許可します．栄養機能食品はビタミンやミネ
ラルなど，1日に必要な栄養成分が不足しがちな場合，その補給・補完のために利用
できる食品で，特に届出などは必要ありません．これに対して機能性表示食品は，事
業者の責任において科学的根拠に基づいた機能性を表示した食品で，販売前に安全性

表2-1　機能性表示食品として承認された生鮮食品の具体例

生鮮食品	機能性関与成分	届出効果
大豆もやし	大豆イソフラボン	骨の成分を維持する働きによって骨の健康に役立ちます．
三ヶ日みかん	β-クリプトキサンチン	骨代謝の働きを助けることにより骨の健康に役立ちます．
りんご	プロシアニジン	内臓脂肪を減らす機能があります．
トマト	リコピン	血中LDLコレステロールを低下させます．
バナナ	GABA	血圧が高めの人の血圧を下げます．
ブロッコリースプラウト	スルフォラファングルコシノレート	健康な中高年世代の健常域で，やや高めの血中肝機能酵素（ALT）値を低下させます．
クランベリージュース	キナ酸	トイレが近いと感じている女性の日常生活における排尿に行くわずらわしさを和らげます．
ブルーベリー	アントシアニン	スマートフォンやパソコンなどを使用する際に，一時的に低下しがちな目の潤い感の維持や目の焦点を合わせやすくすることによって目の疲労感を緩和するのに役立ちます．

および機能性の根拠に関する情報などを消費者庁長官に届け出たものです．なお，「特定保健用食品」「栄養機能食品」「機能性表示食品」の3つを合わせて保健機能食品といいます．

　機能性表示食品のユニークな点は，生鮮食品もその対象に含まれるということです．その機能性については，最終製品を用いた臨床試験，あるいは最終製品または機能性関与成分に関する文献調査（研究レビュー）のいずれかによって評価されます．機能性表示食品として承認された生鮮食品と機能性関与成分，届出効果を**表2-1**に示します．

栄養・機能性食品・食物
慢性炎症には ω 3 系脂肪酸が有効？

A

　ヒトは細胞膜の構成物質であるリノール酸を体内で生合成できないため，リノール酸とその代謝産物であるリノレン酸およびアラキドン酸は必須脂肪酸と呼ばれ，食事から摂取する必要があります．ところが，リノール酸を摂りすぎると，その代謝産物であるアラキドン酸が各種のエイコサノイドに代謝されて慢性の炎症を招きます．これに対してαリノレン酸は競合的に働くため，αリノレン酸を積極的に摂取する必要があります．αリノレン酸の供給源となる植物油と，その脂肪酸組成を**表2-2**に示します．

　亜麻仁油（フラックスシード油またはリンシード油）は，成熟した亜麻の種子から得た植物油でαリノレン酸を50％以上含みますが，多価不飽和脂肪酸の占める割合が多く酸化しやすいため注意が必要です．インカインチ油（サチャインチ油）はアマゾンの熱帯雨林に生育するトウダイグサ科のインカインチのナッツから得た植物油で，αリノレン酸を50％以上含みます．また，ビタミンEを豊富に含むため，家庭料理レベルの加熱には耐えられる利点をもちます．ヘンプ油（麻の実油）はヘンプの種子から得た植物油で，αリノレン酸を20％ほど含みます．やはり酸化しやすいので注意が必要です．ヘンプ油にはγリノレン酸（GLA）がおよそ3％含まれています．GLAは自然界で珍しい脂肪酸でω6系脂肪酸ですが，月経前症候群やアトピー性皮

表2-2　各種植物油の脂肪酸組成

植物油	ω3系	ω6系	ω6系	ω9系
	αリノレン酸 (%)	γリノレン酸 (%)	リノール酸 (%)	オレイン酸 (%)
亜麻仁油	53	—	15	18
インカインチ油	53	—	33	8
ヘンプ油	20	3	57	11
月見草油	—	9	75	7

膚炎，肥満や多動 (ハイパーアクティビティ) などに用いられます．GLAの供給源としては月見草油 (イブニングプリムローズ油) があり，カプセル剤として1日1 〜 3 g 程度を食後に内用します．

栄養・機能性食品・食物

ビタミンの補給にハーブは役立つ？

A

　医薬品やサプリメントのない時代は，果汁やハーブがビタミンの供給源でした．有名な実例として，レモン果汁による壊血病の予防があります．この研究の過程で，ビタミンCを単体で摂取するよりも，ルチンやヘスペリジンなどのビタミンP物質と呼ばれるフィトケミカル成分とビタミンCを一緒に摂ったほうが，ビタミンCのバイオアベイラビリティ（生物学的利用能）が高いことが証明されました．

　ビタミンCの供給源としては，ローズヒップ（野ばらの実）やヒッポファン（別名：シーバックソーンあるいはサジー），ブラックカラントなどが用いられてきました．ほかにビタミンCの含有量が多いものとしては，クランベリーやバーチ（白樺），ラズベリーリーフやニガウリ（ゴーヤ）があります．なお，ローズヒップなどをハーブティーにする際に，熱でビタミンCが破壊されるのではないかと考えるかもしれませんが，ほかの抗酸化成分と共存しているためその心配はありません．

　ビタミンEの供給源としては，小麦胚芽油や大豆油があります．小麦胚芽油の特徴としてはビタミンEの含有量が多いことと，ビタミンEとしての効力が最も強いα型トコフェロールが多いことです．これに対して大豆油はγ型やδ型が多くを占めます．γ型やδ型はビタミンEとしての効力はあまり望めませんが，脂質ラジカルを消去する抗酸化力が強いのが利点です．このほかのビタミンE供給源としては，パンプキンシード油やアルガン油などが知られています．

　カロテノイド（カロテンやリコピンなど）の供給源としては，カレンデュラがあります．カロテノイドは通常，水に溶けにくく油に溶ける性質をもっていますが，サフランの黄色色素成分のクロシンは，水溶性カロテノイド色素という特殊な性質をもちます．

　脂溶性のカロテノイドや若干のビタミンEも含まれているローズヒップは，粉砕したものを熱湯抽出し，ハーブティーとして飲んだあとの残渣（出がらし）を食べると，カロテノイドやビタミンC，ビタミンEをそのまま摂取することができ，相乗効果を得ることができます．

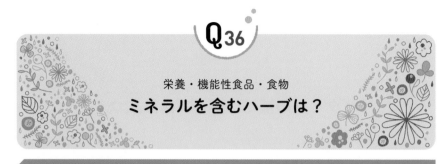

Q36

栄養・機能性食品・食物
ミネラルを含むハーブは？

A

　利尿系のハーブとされるエルダーフラワーやダンディライオン，クミスクチンやネトルには，利尿作用をもたらすカリウムが豊富に含まれています．ダンディライオンは根よりも葉のほうがカリウムの含有量は多く，利尿作用が顕著なため，別名でピサンリ（フランス語で小便小僧の意味）と呼ばれています．クミスクチンは単に利尿効果をもたらすだけではなく，腎臓の機能を高めるとされています．腎は東洋医学では生命力と関連しますが，クミスクチンは記憶力の保持など，高齢者の全身の機能低下を防ぐ目的で用いられます．

　鉄は，マカやオート（マカラスムギ），ハイビスカスなどの強壮系のハーブや食材としても用いられるマルベリーやヘンプ（麻の実）に含まれます．ヘンプは植物タンパク質を豊富に含むため，ベジタリアンがタンパク源として食材に用いますが，ミネラルの補給にも役立っています．

　味覚障害を改善したり生殖力を高めたりするとされる亜鉛は，マルベリーやヘンプ（麻の実），パンプキンシードに多く含まれます．また，尿漏れや前立腺肥大などの泌尿器や生殖器の機能低下に用いるパンプキンシードには，セレンとセレンの働きを高めるビタミンEがセットで含まれています．

　ケイ素（シリカ）は，スギナやネトル，オートに多く含まれます．ケイ素は免疫系を賦活し，またカルシウムとともにコラーゲンなどの結合組織を束ねる働きがあるとされています．スギナはミネラルを10〜20％も含み，そのうちの2/3をケイ酸やケイ酸塩が占めます．そのため，関節リウマチや骨粗鬆症に内用で，難治性の外傷に内用や外用で用いられます．また，ネトルに含まれるフラボノイドのクェルセチンが関節の炎症を和らげるため，スギナとネトルをブレンドしたパウダーを内用する方法も知られています．オートミールは，植物療法では皮脂バランスを改善する働きがあるので皮膚の乾燥や脂漏性皮膚炎にオート浴（入浴剤）として外用で用いられますが，ハーブの地上部は神経トニック（強壮）剤として抑うつや虚弱に内用で用います．

Q37

栄養・機能性食品・食物
スルフォラファン（ブロッコリースプラウト）で
がん予防？

A

　ブロッコリーやダイコン，ワサビやホースラディッシュなどのアブラナ科の野菜は，辛味成分を含みます．この辛味成分はイソチオシアネートと呼ばれますが，野菜の中にはグルコシノレート（辛子油配糖体）の形で存在しています．調理の過程や，食べるときに組織が破壊されて野菜に含まれているミロシナーゼという加水分解酵素とグルコシノレートが接触すると，糖が分離してイソチオシアネートが生成します．

　発がん物質に対する肝臓の解毒酵素には，第Ⅰ相解毒酵素と第Ⅱ相解毒酵素があります．第Ⅰ相ではシトクロムP450に代表される解毒酵素群により代謝を受けますが，この際に発がん物質の反応性が高まる場合があります．続いて，第Ⅱ相ではグルタチオン-S-トランスフェラーゼなどの酵素により，グルタチオンやグルクロン酸などと抱合を受けて不活化するとともに，水溶化して排泄されます．したがって，がん予防の観点からは，発がん物質の代謝活性化に関与する第Ⅰ相解毒酵素を阻害することと，代謝産物の排泄を促進する第Ⅱ相解毒酵素を誘導することが好都合です．そして，ブロッコリーから生じるイソチオシアネートであるスルフォラファンにはそのような作用があることが明らかになりました．アメリカのジョンズ・ホプキンス大学のポール・タラレー博士によるこうしたブロッコリーに関しての一連の研究によって，欧米ではがん予防食品としてブロッコリーに注目が集まりました．

　このようなメカニズムのほかにも，ブロッコリーにはがん細胞のアポトーシス誘導作用や，胃がんに関与するピロリ菌に対する抗菌作用なども報告されています．さらにブロッコリーには解毒に必要なグルタチオンも含まれています．ブロッコリーの成熟株よりもスプラウト（もやし）のほうが30倍もスルフォラファンの含有量が多いことがわかり，サラダにブロッコリースプラウトを入れることが一時期流行しました．なお，イソチオシアネートは食品中で不安定なので，その状態で保存することはできません．焼肉の過程で肉が焦げると発がん物質が生成することが知られていますが，焼肉にワサビやホースラディッシュを付けて食べるのは，美味しさのためだけではないのです．

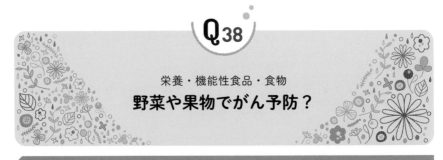

Q38

栄養・機能性食品・食物
野菜や果物でがん予防？

A

　がん患者の増加やそれに伴う医療費の高騰は，ここ半世紀，先進国共通の悩みでした．1976年にアメリカ国立がん研究所 (NCI) のマイク・スポーン博士は，がん化学予防 (cancer chemoprevention) という考え方を提唱しました．これは，天然，合成にかかわらず，化学物質を用いて発がんやがん浸潤を阻止，遅延させることをいいます．これにより，アメリカのがん対策が治療から予防へとシフトし始めました．その後の研究で，野菜や果物のポリフェノールやカロテノイド，含硫化合物や多糖類などのがん予防メカニズムが明らかになりました．1991年には官民一体となって「5 A DAY運動」（1日5サービングの野菜や果物を摂取すること）を展開しました．その結果として，アメリカ国民の野菜消費量は右肩上がりで増え続けています．ちなみに，『健康日本21（第二次）』では，生活習慣病などの予防や健康増進の観点から，「野菜類を1日350 g以上，果物を1日200 g以上」食べることを目標値としていますが，残念ながら毎年それを下回り，さらに減り続けています．

　発がん予防に有用な野菜や果物，ハーブ類とその作用機序を**表2-3**にまとめます．

表2-3　発がん予防に有用な野菜や果物，ハーブ類と作用機序

野菜，果物，ハーブ類	作用機序
トマト	カロテノイドであるリコピンは，IGF-1（インスリン様成長因子1）を抑制します．
ブロッコリー	含硫化合物であるスルフォラファンは，肝代謝酵素の第Ⅰ相（フェーズⅠ）を抑制し，第Ⅱ相（フェーズⅡ）を誘導します．
マイタケ	多糖類であるβ-グルカンは，NK細胞を活性化し，IgA産生を促進します．
大豆	イソフラボンであるダイゼインは，選択的エストロゲン受容体モジュレーター (SERM) として働きます．
ローズマリー	テルペノイドであるロスマノールは，活性酸素を消去し，アポトーシスを誘導します．

多様なフィトケミカル成分が多段階で作用するため，一つひとつの作用は弱いものの，全体として相乗効果が得られます．

　正常細胞がイニシエーション期，プロモーション期，プログレッション期と進行する過程には，食事因子だけではなく喫煙の有無，体重，化学物質や放射線被曝の有無，運動や休養といったライフスタイルなどの多様な因子が複雑に絡み合うため，食生活だけでがんを予防することには無理がありますが，日常生活レベルでのリスク対策として一人ひとりの心がけが大切となるでしょう．

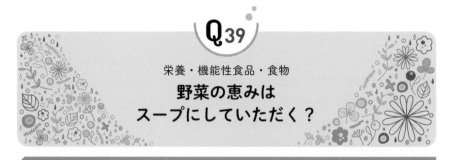

栄養・機能性食品・食物
野菜の恵みは
スープにしていただく？

A

　野菜にはたくさんのフィトケミカル成分や，ビタミン，ミネラル，酵素などが含まれるため，1日350ｇ以上を目標に食べることが勧められています．では野菜をどのような形で摂るのが好ましいのでしょうか？

　わが国では，サラダ（生の野菜）がヘルシーなイメージとして定着していますが，それでは野菜の有効成分のほとんどが身体の中を素通りしてしまうおそれがあります．野菜の細胞はセルロースでできた硬い細胞壁で覆われていて，野菜の有効成分は細胞壁の内側にも存在します．草食動物は消化管の中にセルロースを分解する微生物を棲まわせていますが，私たち人間はそうした仕組みをもっていないのでセルロースを分解できません．しかしこれは，野菜を野菜スープにして食べることで解決できます．

　野菜を水に入れて加熱すると細胞壁が熱で緩くなり，細胞の中の有効成分が溶け出してスープに移行させることができます．ビタミンＣなどが熱で破壊されるのではないかと思われるかもしれませんが，ほかの抗酸化成分と共存しているためその心配はありません．また，アスコルビン酸（還元型ビタミンＣ）の一部が酸化されてデヒドロアスコルビン酸（酸化型ビタミンＣ）になっても，体内で再び還元されてビタミンＣとして働くので効力は失われません．食品成分表のビタミンＣ含有量は，還元型と酸化型を加えた数字を表記しています．また，フィトケミカル成分は適度に加熱したほうが抗酸化力が強まる傾向があるので，野菜の恵みをいただくには野菜スープが最も適した方法といえます．

　なお，ニンジンやトマト，パプリカなどの色鮮やかな野菜は，カロテノイドなどの色素成分が活性酸素を消去するため一般的に抗酸化力が強いことが特徴です．一方で，シイタケなど多糖類を含むキノコ類や淡色野菜は，一般的に免疫力を高める働きをもちます．したがって，色鮮やかな野菜と淡い色の野菜を意識的に混ぜ合わせてつくるとパワフルな野菜スープが楽しめます．さらに野菜スープにお米を入れればお粥になるので，風邪の予防や病中，病後の体力回復には最適なメニューといえるでしょう．

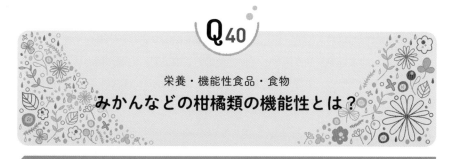

A

　柑橘類とは，ミカン科のミカン属，カラタチ属，キンカン属の常緑高木と低木の果樹および果実の総称です．柑橘類は生食用柑橘と香酸柑橘に分類されます．生食用柑橘は酸味よりも甘味が勝るもので，ウンシュウミカンやオレンジなどがそれにあたります．香酸柑橘は甘味よりも酸味が勝るもので，ユズやスダチ，カボスなどで調味料や薬味として用いられます．わが国では25種類以上の柑橘類が栽培されています．これまでに判明した柑橘類の機能性については以下のものがあります．

1 フラボノイド

　柑橘類の機能性研究は，ルチンやヘスペリジンなどのフラボノイド研究から始まりました．ルチンやヘスペリジンは毛細血管の透過性亢進を阻害し，アレルギーを抑制します．最近ではベンゼン環の複数のフェノール性水酸基が，メトキシ化したポリメトキシフラボノイドのノビレチンやシネンセチンの認知症予防効果に注目が集まっています．ノビレチンはわが国原産のタチバナに，シネンセチンは腎機能を高めるクミスクチンに含まれています．

2 カロテノイド

　β-クリプトキサンチンはウンシュウミカンに圧倒的に多く含まれるカロテノイドで，発がんを抑制します．また骨代謝の働きを助けることにより，骨の健康に役立つことが報告されています．

3 クマリン

　オーラプテンなどのクマリンは解毒酵素を誘導し，発がんを抑制します．

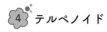 テルペノイド

　モノテルペンのリモネンは，がん遺伝子の作用を阻害することで発がんを抑制します．リモネンはオレンジやユズなどの柑橘類の芳香成分で，心理作用としてはリラックスや安心をもたらし，生理作用としては血管を拡張し血行を促進します．ユズ湯が気分を和らげ身体を芯から温めるのはそのためです．

5 リモノイド

　リモニンなどのリモノイドは果汁の苦味成分で，解毒酵素を誘導し発がんを予防します．わが国の柑橘類の栽培面積は減少傾向にありますが，機能性研究のさらなる進展に期待したいと思います．

栄養・機能性食品・食物
グレープフルーツを食べるとやせる？

A

　グレープフルーツの苦味はフラボノイドのナリンギンによるもので，酸味はクエン酸などの果実酸によるものです．この独特の苦味と酸味によって，グレープフルーツは女性に人気のフルーツとして知られていますが，一部の女性にはダイエットのためのフルーツとして知られています．とはいっても，グレープフルーツを食べるとやせるわけではなく，グレープフルーツの精油の香りが交感神経を亢進し，脂肪細胞の燃焼が高まることが大手化粧品会社の研究で明らかになりました．ちなみに研究の結果，交感神経を亢進する香りとしては，グレープフルーツのほかにエストラゴン（タラゴン）やフェンネル，ブラックペッパーが見つかったと報告されています．別の大手化粧品会社の研究では，ラズベリーの香りに含まれているラズベリーケトンという成分にも効果がありました．

　一方で，精油ではなくハーブでダイエット効果をもたらすものには，マテやガラナがあります．これらのハーブにはカフェインが含まれますが，カフェインには交感神経を亢進し，脂肪細胞を燃焼させる働きがあるためです．マテは海外で減量プログラムに採用されています．アメリカではエフェドラ（麻黄）というハーブにエフェドリンというアルカロイドが含まれ，興奮作用と減量効果があるために乱用が社会問題化しています（わが国ではエフェドラは食品ではなく医薬品として厳しく管理されているため，こうした問題は起きていません）．

　ダイエットで最も安心かつ効果的な方法は，マルベリー（桑）の葉のハーブティーを食事の直前に服用することです．マルベリーの葉に含まれるデオキシノジリマイシン（DNJ）という成分が，二糖類分解酵素を阻害して糖の吸収を抑制するため，減量効果が期待できます．DNJは水溶性であり，マルベリーの乾燥葉およそ2gでこの効果が得られます．マルベリーのハーブティーはごはん食とも相性が良く，内服によって血糖値の立ち上がりが抑えられるため，ダイエットだけではなく糖尿病の予防にも役立ちます．

栄養・機能性食品・食物

シイタケなどのキノコは
本当に免疫を高めるか？

A

　古代ギリシャのヒポクラテスは数多くのハーブを用いたことで知られていますが，彼はキノコについても自然薬としての治療効果を論じています．古代ローマでは，タマゴダケは「皇帝のキノコ」として珍重され，中国でもキノコは王様の食物とされていました．

　わが国ではシイタケやエノキタケ，シメジやエリンギなど，さまざまなキノコが栽培され食されています．また，霊芝や冬虫夏草などは生薬として知られています．シイタケは食物繊維が豊富で低カロリーであるため，飽食の時代のヘルシー食品として人気を得ています．シイタケの注目すべき成分としては，多糖類であるβ-グルカンのレンチナンと菌類ステロールのエルゴステロールです．

　β-グルカンは免疫賦活作用があるといわれていましたが，分子量が大きく腸管からの吸収が難しいため，その説は否定されていました．しかし，腸管免疫の研究が進むなかでβ-グルカンの腸管粘膜での免疫システムへの作用が明らかになり，実験ではマクロファージやナチュラルキラー（NK）細胞，T細胞やサイトカインを活性化する作用が報告されています．さらにその後，デクチン-1というβ-グルカンの受容体も大腸の免疫細胞などに発見されています．

　もう一つの注目すべき成分であるエルゴステロールは，日光（紫外線）によってビタミンDに変わるためプロビタミンDと呼ばれています．ビタミンDは十二指腸からのカルシウム吸収を高めて骨のリモデリングに関わることで知られていますが，最近ではそれにとどまらず，心血管疾患や糖尿病，がんや免疫系疾患に関与することも報告され，アメリカではサプリメントとして摂取されています．

　シイタケの浸出物には旨味成分のグアニル酸と，昆布の旨味成分であるグルタミン酸が含まれ，これらが加熱料理によって互いに作用し複雑な旨味を引き出しています．シイタケはカサがたっぷり肉厚で，あまり開いていないものを選びます．カサの裏側もチェックし，色が白くヒダの細かいものは鮮度が高く美味しいといわれています．

Q 43

栄養・機能性食品・食物

ブラックフード（黒色食品）は実は身体に良い？

A

　ブラックフードとは，見た目が黒い食品のことです．具体的には昆布や海苔が代表的ですが，ブラックという名とは裏腹に身体に良い成分をたくさん含んでいます．褐藻類の昆布は出汁をとる素材としても用いられますが，昆布の旨味の本体はグルタミン酸というアミノ酸です．また，昆布のぬめりは水溶性の植物繊維であるアルギン酸によるものです．アルギン酸は腸内環境を整え，便通を促します．アルギン酸は水分を含んでジェル状になるので，手づくり化粧品の天然のジェル基剤としても貴重な存在です．

　昆布はミネラルのヨウ素を豊富に含みますが，ヨウ素は甲状腺ホルモンであるチロキシンの構成成分です．昆布には抗腫瘍性多糖として注目されるフコイダンも含まれています．フコイダンは硫黄を含む多糖類で，基礎研究ではアポトーシス誘導による抗がん作用のほかに，抗菌作用や創傷治癒作用，血中コレステロール低下作用などが報告されています．沖縄はかつて長寿研究で有名でしたが，沖縄の人々は昆布やモズクなどの海藻類を日常的に摂取していたことが長寿の一因だったと考えられています．また，フランスやドイツなどの海岸沿いのヘルスリゾート（健康保養地）では，海水や海岸性気候を活用したタラソセラピー（海洋療法）や海藻を食べたり，パックなどの外用で用いるアルゴセラピー（海藻療法）が体験できたりします．

　海苔は食用とされる海藻のなかで最も栄養学的に恵まれていて，タンパク質の割合は「畑の肉」といわれる大豆を凌ぐほどです．海苔に含まれる脂肪酸は，炎症体質を改善するω3系脂肪酸のエイコサペンタエン酸（EPA）が50％を占めます（通常，EPAは植物性食品には含まれていませんが海苔には含まれています）．また，植物性食品としては飛び抜けた量のビタミンB$_{12}$を含み，ミネラルでは生殖や味覚に関わる亜鉛を豊富に含みます．なお，干し海苔は紅藻類のアマノリ（主にアサクサノリ）を細かく刻んですき，乾燥したもので，焼き海苔はこれを高温で加熱したものです．日本の旅館で供される朝食に，昆布や海苔，漬け物などの発酵食品は定番ですが，質素に見えても栄養学的には優れたメニューといえます．

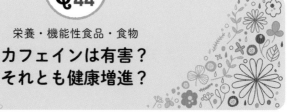

Q44

栄養・機能性食品・食物

カフェインは有害？ それとも健康増進？

A

　最近ではカフェインの健康効果が盛んに研究されていますが，一昔前までは，カフェインは摂取を控えるべき対象でした．カフェインには興奮作用があるので摂りすぎると不眠や頭痛を招き，また泌尿器に負担をかけるので膀胱炎や尿道炎を招くとされていました．さらに，妊婦や乳腺炎の女性は控えるべきとされ，妊婦がコーヒーの代わりに飲むノンカフェインのヘルシーコーヒーとして，たんぽぽコーヒー（ダンディライオンの根を焙じて入れたお茶）がアメリカ西海岸から紹介されて人気を集めたこともありました．

　コーヒーの健康効果の疫学研究で注意すべきことは，研究の対象がドリップ式で入れたコーヒーであり，しかも砂糖やミルクを入れていないことです．また，健康効果の本体はカフェインではなく，カフェ酸やクロロゲン酸などの抗酸化作用の強いフィトケミカル（植物化学）成分によるものと思われます．カフェインのメリットは，眠気や疲労感を取り去り，作業能率や運動能力を向上させることです．また，心臓や腎臓の血管は拡張させますが，脳の血管は収縮させます．このため，血管が拡張することによる頭痛を和らげる働きがあり，ドイツでは頭痛にブラックコーヒーが処方されることもあります．医薬品の解熱鎮痛薬にカフェインが処方されているのも，眠気を防ぐ働きとともに，こうした働きを期待しているためです．

　さらにカフェインは，脂肪を燃やしてエネルギーを消費する方向に働きますから，ダイエット（減量）効果も期待できます．ただし，何事も過ぎたるは及ばざるが如しであり，数ある疫学研究の結果から考えると，コーヒーはブラックで1日3〜4杯に抑えるのがよいようです．なお，カフェインを含むハーブには，西洋のコーヒーや東洋の紅茶，緑茶，南アメリカのガラナやマテが知られています．緑茶にはカフェインが含まれるのにコーヒーほど興奮作用がないのは，緑茶にはテアニンと呼ばれる鎮静系のアミノ酸が含まれていて，カフェインの作用を抑えていると考えられているからです．

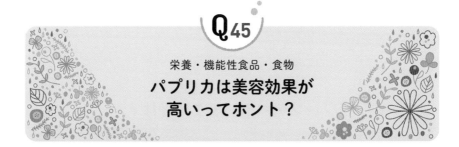

A

　欧米では「あなたの最高の化粧品は食卓の上にある」という言葉が流行しました．これは皮膚の細胞を健やかに保つためには，化粧品を選ぶ前に食生活の見直しが重要であることを示したものです．野菜や果物，ハーブに含まれるアントシアニンやカロテンなどの色素成分は，シミを防ぐ紫外線吸収作用や，シワを防ぐ抗酸化作用を有しているため，一般的には「色が濃い野菜は美容効果が高い」といえます．そのなかでも美容に関心があるアメリカの女性たちの間で人気なのが，パプリカです．

　パプリカはナス科の多年草で唐辛子の栽培品種ですが，辛味がほとんどありません．パプリカには赤やオレンジ，黄色などの変種がありますが，なかでも赤いパプリカのビタミンCとビタミンEの含有量は野菜のなかでも多いことが知られています．

　まず，赤い色素成分はβ-カロテンやカプサンチンなどのカロテノイドですが，これらは皮膚や粘膜を紫外線などによる酸化傷害から守って肌を健やかに保ちます．ビタミンCはシミの原因となるメラニン色素の生成を抑えるとともに，コラーゲンの合成を促してシワを予防し，肌の弾力を保ちます．ビタミンEは血液循環を促し，ホルモンの調節にも関与します．パプリカにはフラボノイドの一種であるルチンやヘスペリジンを含んでいますが，これらはビタミンPと呼ばれ，ビタミンCとともに働いて毛細血管の透過性を抑制し，アレルギーや炎症を防ぎます．このようにビタミンやフィトケミカル成分が互いに相乗効果を発揮して，細胞を酸化から守るのです．こうした関係を抗酸化ネットワークと呼びます．なお，パプリカは色が鮮やかで食欲をそそるうえ，ピーマンのような青臭さや苦味がないのも人気がある要因のようです．

　カロテノイドやビタミンEは脂溶性なので，植物油と一緒に食べることで吸収を高めることができます．具体的には軽く油で炒めるか，ドレッシングをかけるのがよいでしょう．パプリカを購入する際には，ヘタの緑が鮮やかで切り口が新しいものを選ぶとよいでしょう．また，全体の色が均一に濃く，ずっしりと重みがあるもの，柔らかく肉厚なものが良品とされています．

栄養・機能性食品・食物
フランス人の
フレンチパラドックスとは？

A

　フレンチパラドックス（French paradox）とは，フランス人が豚肉やバター，チーズなどをたくさん食べることで飽和脂肪酸を豊富に摂取しているにもかかわらず，冠動脈疾患が比較的少ないという逆説を言い表したものです．この原因が，フランス人が日常的に飲んでいる赤ワインによるものとされ，赤ワインの消費量がわが国でも急増しました．

　赤ワインには，ブドウの種子に含まれていて苦味や渋味をもたらすカテキンやポリフェノールと，果皮の色素成分であるアントシアニンが含まれています．白ワインは製造の際に果皮や種子は使わないため，ポリフェノールは赤ワインのおよそ1/10とされています．赤ワインに含まれる機能性成分は，クロロゲン酸やクェルセチンなどのポリフェノール類やカテキン類，それにデルフィニジンなどのアントシアニジン類や，レスベラトロールなどのスチルベン類と多岐にわたります．このうちレスベラトロールは，ブドウがカビに汚染されたときに生成するフィトアレキシン（植物が外敵に襲われたときにそれに応答して生合成する抗菌性の二次代謝産物）です．

　レスベラトロールは，1995年にすでにLDLコレステロールの酸化を阻害するとともに，血小板凝集を抑制して血栓を予防することが報告されていました．その後にマウスのがんを抑制することが報告され，あらためて注目が集まりました．赤ワインの健康効果については，これらの成分以外にブドウに含まれる多量の有機酸や，カリウムなどのミネラルなどの相乗効果によるものと考えられます．アルコールを控えたい人やアルコールが苦手な人には，赤ブドウ葉（日本では黒ブドウ葉と呼ばれています）のハーブティーをお勧めします．

　なお，赤ブドウ葉を原料にしたアンチスタックス®というフランスの医薬品が，軽度の静脈還流障害の改善薬としてわが国で承認されました．これは，2007年に厚労省医薬食品局から出された西洋ハーブ通知と呼ばれる通知によって可能になったものです．この通知によって，海外で一般用医薬品として汎用されている生薬製剤（西洋

ハーブ製剤）を国内で一般用医薬品として承認申請する際には，海外の申請資料や論文が利用できるようになりました．同様に，チェストベリーを原料としたプレフェミン®が，月経前症候群の治療薬としてわが国で入手可能になっています．

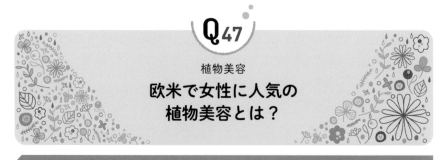

Q47

植物美容

欧米で女性に人気の
植物美容とは？

A

　欧米では植物美容をコンセプトにしたサロンや化粧品が人気を博しています．植物美容とは，植物療法の美容領域への応用をいいます．したがって，人の自然治癒力に働きかけるとともに，単一成分ではなく粗抽出物を用います．具体的には，ハーブや精油，植物油や芳香蒸留水を用いてシミやシワ，ニキビなどの美容上の課題を解決していきます．医薬品の始まりが植物由来（ハーブ）であったように，化粧品の始まりも植物由来（ハーブ）になりますが，植物療法の美容領域の応用が単なる先祖帰りと異なるのは科学的な検証を伴うためです．

　植物美容が注目を集めるのにはいくつかの理由があります．まず，効果を最優先したケミカルな化粧品による皮膚トラブルが増加して，消費者が安全な化粧品を求めたことがあります．また，オーガニックや化粧品の動物実験反対など，環境面や倫理面に配慮した製品が求められるようになった社会的なニーズが背景にあります．植物美

表2-4　植物美容によく用いられるハーブと精油

ハーブおよび精油		使用される目的
ハーブ	ヒース（エリカ）	厚生労働省でも美白成分として承認されているアルブチンが含まれ，美白に用いられます．
	ジャーマンカモミール	消炎作用をもたらすカマズレンが含まれ，肌荒れに用いられます．
	ウィッチヘーゼル	タンニンを豊富に含み，フェノール性水酸基が皮膚のタンパク質を引き締めるため，収れん作用（アストリンゼン）を目的に用いられます．
	エキナセア	難治性の創傷治癒に線維芽細胞の産出を促す目的で，内用または外用で用いられます．
	ローズヒップ	ビタミンCをはじめとする栄養素の補給で用いられます．ビタミンCは活性酸素を消去するためシミの予防になるとともに，コラーゲンの合成にも役立つのでシワの予防にもなります．
精油	ティートリー	抗菌スペクトルが広く，強力な抗菌力をもちながら皮膚への刺激が少ないため，ニキビのケアなどによく用いられます．

容は肌へのお手入れだけでなく，心理面の美容への影響や食事の美容への影響を重視します．これが，植物美容がホリスティック美容といわれる由縁で，単にどのブランドの化粧品を使っているかではなく，どのようなライフスタイルかを問われることになります．

　植物美容によく用いられるハーブと精油には，**表2-4**のようなものがあります．

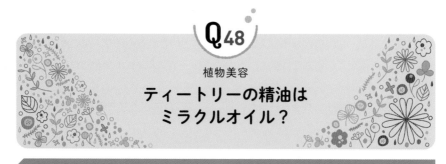

植物美容

ティートリーの精油は
ミラクルオイル？

A

ティートリーはオーストラリアに自生するフトモモ科の高木で，先住民のアボリジニの人々が古くから薬用として用いていました．ティートリーをそのまま訳すと「茶の木」となりますが，緑茶とはまったく関係ありません．昔はその名のとおりお茶としても飲まれていましたが，現在ではほとんどが葉を蒸留した精油の形で使われています．オーストラリアのニューサウスウェールズ州では大規模なプランテーションが行われ，ティートリーの精油はローション剤やクリーム剤，マウスウォッシュやシャンプーなどに製品化され，ドラッグストアで販売されています．ティートリーはその信頼できる品質と商業的な成功から，80年代には「ミラクルオイル」と呼ばれていました．

ティートリーの精油の特徴は，ウイルスや細菌，真菌や原虫まで幅広く阻害活性を示すことにあります．また強力な抗菌作用をもつ一方で，乳酸菌などの常在菌に感受性は低く，皮膚刺激が少ないという利点をもちます．ティートリーの主要な成分であるテルピネン-4-オールは，プロスタグランジンの産出を抑制して消炎作用をもたらすとともに，白血球の分化を促進して免疫を賦活することも知られています．

オーストラリアではティートリーの品質管理の基準として，「テルピネン-4-オール30％以上かつ1.8-シネオール15％以下」を規定しています．1.8-シネオールは皮膚刺激があるので，含有量が少ないほうがよいという考え方です．実際に測定してみると，テルピネン-4-オールの含有量が多いほど，1.8-シネオールの含有量は少ないことがわかりました．ティートリーの精油の代表的な使い方は，風邪の予防に蒸気吸入で数滴たらしたり，ニキビや白癬（水虫）に綿棒で1滴塗布したりする方法があります．頭皮がかゆかったり，フケ症だったりする際は，ティートリーの精油を無香料のシャンプーに1％濃度で希釈して洗髪するとよいでしょう．

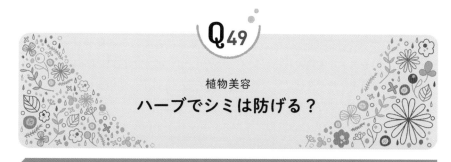

植物美容

ハーブでシミは防げる?

••• **A** •••

　紫外線により発生する活性酸素は細胞膜に酸化傷害を与え，シミや色素沈着を起こします．ハーブに含まれているポリフェノールは，フェノール性水酸基が活性酸素を捕捉して細胞膜の酸化傷害を防ぎます．このメカニズムは，光合成を行うために紫外線を浴びることを宿命づけられた植物の生体防御機能といえます．特に隣り合った2つのフェノール性水酸基は抗酸化作用が強く，また活性酸素を連鎖的に発生させるミネラルをキレート化してその連鎖を断ちます．

　メラノサイトに紫外線を浴びると，メラノサイト内でチロシン→ドーパ→ドーパキノン→メラニンの反応が進行し，シミやそばかすの原因になります．この反応はチロシナーゼという酵素により進行しますが，フィトケミカル成分のなかにはアルブチンのようにチロシナーゼの働きを阻害するものがあり，色素の生成を防ぎます．また，体内で糖質とタンパク質が反応する糖化も色素沈着を招きます．フィトケミカル成分のなかには糖化反応を抑制する働きをもつものがあります．また，酸化と糖化は相まって進行するため，抗酸化成分と抗糖化成分が共存するハーブは効率的に反応を制御します．シミや色素沈着の予防に用いられるハーブや，その主要成分と作用機序の具体的な例を**表2-5**に示します．

表2-5　シミや色素沈着に用いるハーブの主要成分と作用機序

種　類	主要成分	作用機序
ザクロ	エラグ酸	チロシナーゼ阻害・キレート効果
ジャーマンカモミール	カミツレエキス	エンドセリン抑制・抗糖化
ヒース	アルブチン	チロシナーゼ阻害
マルベリー	クワノン	チロシナーゼ阻害・抗糖化
ラズベリーリーフ	エラグ酸	チロシナーゼ阻害・キレート効果
ローズヒップ	ビタミンC	抗酸化

　ジャーマンカモミールは，ケラチノサイト（表皮細胞）から発するエンドセリンなどのメラノサイトを活性化させる情報を抑制することでシミを防ぎます．また，ジャーマンカモミールに含まれるカマメロサイドという成分が抗糖化作用をもつことが明らかになりました．さらに，ジャーマンカモミールは消炎作用をもつため，炎症による色素沈着やくすみも予防します．

　ヒース（エリカ）に含まれるアルブチンは，ドーパとチロシナーゼの活性部位を競合することでメラニンの合成を抑制します．

　ローズヒップに含まれるビタミンCは，フラボノイドや植物酸などと協力して細胞膜の酸化傷害を防ぎます．また，ビタミンCは生成したドーパキノンをドーパに還元します．

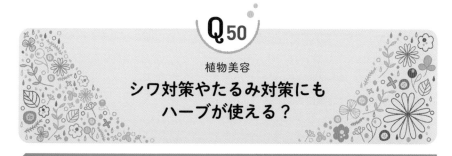

植物美容

シワ対策やたるみ対策にも ハーブが使える？

A

　紫外線により発生した活性酸素は，細胞膜の多価不飽和脂肪酸に酸化傷害を与え，肌の弾力を保つのに必要な線維芽細胞の機能を低下させたり，ヒアルロン酸の生成を妨げたりします．さらに活性酸素によってコラーゲン分子間に架橋が形成されて，柔軟性が失われシワをつくります．私たちには活性酸素のダメージを防ぐために，活性酸素除去酵素（SOD）という酵素が生まれながらにして備わっていますが，残念ながら年齢を重ねるごとにSODの量は低下してしまいます．そのため，活性酸素を無毒化するフィトケミカル成分を積極的に摂取する必要があります．

　活性酸素を発生させる要因としては，紫外線のほかに精神的ストレスや農薬などの化学物質，喫煙や激しい運動などがあります．シワや肌の弾力低下を防ぐハーブと，主要成分および作用機序を表2-6に示します．

　黒ブドウ葉に含まれるオリゴメリックプロアントシアニジン（OPC）は強力な抗酸化作用をもつとともに，コラゲナーゼ（コラーゲン分解酵素）やエラスターゼ（エラスチン分解酵素）を阻害して結合組織を守ります．

　ザクロやチェストベリー，ブラックコホシュやエゾウコギなどに含まれる植物エス

表2-6　シワや弾力低下に用いるハーブの主要成分と作用機序

種類	成分	作用機序
黒ブドウ葉	OPC	コラゲナーゼ阻害・エラスターゼ阻害
ザクロ	植物エストロゲン	コラーゲン合成促進
チェストベリー	植物エストロゲン	コラーゲン合成促進
ブラックコホシュ	植物エストロゲン	コラーゲン合成促進
エゾウコギ	植物エストロゲン	コラーゲン合成促進
スギナ（ホーステール）	シリカ（ケイ素）	結合組織強化
ローズヒップ	ビタミンC	抗酸化・コラーゲン生成

トロゲンは，線維芽細胞を活性化してコラーゲン合成を促進し，肌の弾力を保ちます.

　スギナ（ホーステール）は結合組織を束ねる役割をしているケイ素の供給源として知られています.

　ローズヒップに含まれるビタミンCはコラーゲンの生合成にも必要なので，シミ対策だけでなくシワ対策にも有効です.

　なお，シワを防ぐには表皮を乾燥から守る十分な保湿が必要です. また良質のタンパク質やビタミン，ミネラルなど，バランスの良い食生活を心がけましょう. 大豆イソフラボンにもエストロゲン様作用があるので，納豆，味噌などの大豆発酵食品は美容食といえます.

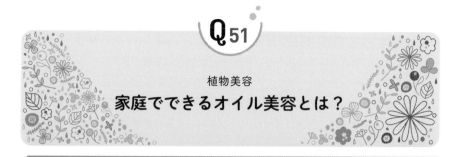

A

　植物油の機能を毎日のスキンケアに活用するオイル美容が人気を集めています．オイル美容は内用と外用がありますが，内用についてはリノール酸などのω6系脂肪酸の摂取を控えめにして，αリノレン酸などのω3系脂肪酸を積極的に摂取し，慢性の炎症を予防しようというものです．一方，外用では皮膚を洗浄後，たっぷりと芳香蒸留水などで保湿したあとに，植物油をうっすらと伸ばすことで角質水分の蒸散を防ぎ，エモリエント（柔軟化）効果が得られます．皮膚や粘膜からは無意識に水分が蒸発していますが（不感蒸泄といいます），ストレス下では蒸発する量が増えるため皮膚が乾燥しやすくなります．スキンケアに植物油を使う理由は自然素材だから安心というだけではなく，私たちの皮脂そのものが，トリグリセリドや脂肪酸からできていて親和性があるためです．

　トリグリセリドは皮膚で脂肪酸とグリセリンに分解され，グリセリンは保湿に役立っています．また，脂肪酸は経皮吸収されて血中に移行し，機能性をもたらします．オイル美容の外用でよく用いられる植物油を**表2-7**に示します．

　オリーブ油や椿油に多く含まれるオレイン酸は単価脂肪酸なので酸化に強く，また表皮を覆う力が強いので皮膚の乾燥を防ぐのに適しています．

表2-7　オイル美容（外用）に用いる植物油と脂肪酸組成

植物油	パルミトオレイン酸（%）	オレイン酸（%）	リノール酸（%）	αリノレン酸（%）	γリノレン酸（%）
オリーブ油	1	76	8	—	—
椿油	—	85	4	—	—
マカデミアナッツ油	22	59	2	3	—
ヘンプ油	—	11	57	20	3
ローズヒップ油	—	14	44	35	—

　マカデミアナッツ油に20％ほど含まれる単価不飽和脂肪酸のパルミトオレイン酸は，皮脂にも20％ほど含まれ細胞を保護しています．パルミトオレイン酸はω7系脂肪酸という珍しい構造をしていますが，美容上，大切な脂肪酸です．

　ヘンプ（麻の実）油とローズヒップ油は，ω3系脂肪酸のαリノレン酸をそれぞれ20％と35％含みます．多価不飽和脂肪酸は立体構造上，経皮吸収されやすい性質があります．ヘンプ油に含まれるγリノレン酸はω6系脂肪酸ですが，炎症を緩和する働きがあるためアトピー性皮膚炎などに用いられることがあります．なお，多価不飽和脂肪酸は酸化しやすいため，ヘンプ油やローズヒップ油は冷暗所に保管します．

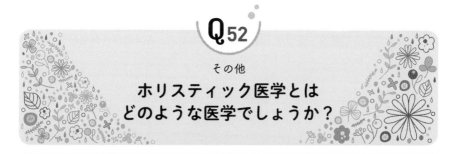

その他

ホリスティック医学とはどのような医学でしょうか？

A

　ホリスティック (holistic) という言葉は，ギリシャ語のholos (全体) を語源としていて，そこから派生した言葉にwhole (全体) やheal (癒える)，holy (神聖な) やhealth (健康) があります．健康とは全体という視点に根ざしているのです．人間の存在を考えると，心と身体とスピリチュアリティの全体であり，心と身体がしっかりと結びついていてはじめて健康といえます．このように，ホリスティック医学は「全体」や「つながり」に着目した医学といえます．

　統合医療とホリスティック医学は重なるところも多いのですが，統合医療は一言でいうなら，現代医療に伝統医学や自然療法を加えて治療効果を高めていこうという考え方です．一方でホリスティック医学は，より根元的，医療哲学的な試みといってよいでしょう．日本ホリスティック医学協会が，ホリスティック医学に関して5つの定義を次のようにまとめています．①ホリスティックな健康観に立脚する，②自然治癒力を癒しの原点に置く，③患者が自ら癒し，治療者は援助する，④さまざまな治療法を選択，統合し，最も適切な治療を行う，⑤病の深い意味に気づき，自己実現を目指す，というものです．

　①で注目すべきは「医療観」ではなく，「健康観」としている点です．ホリスティック医学は病気 (治療) だけでなく健康 (予防や養生) を視野に入れ，しかもそちらに基点を置いています．また，人間を「身体・心・気・霊性」などの有機的統合体と捉えています．

　②では，現代医学ではあまり注目されない，人間が生まれながらにして有している自然治癒力を重視しています．

　③ではお任せ医療ではなく，患者がライフスタイルを改め，自ら癒す姿勢を求めています．

　また④にあるように，ホリスティック医学は反現代医療ではなく，必要に応じて現代医療の利点を活かしていきます．

⑤では病気や障害，老いや死を悪いもの，避けるべきものとして否定的に捉える
だけではなく，その意味に気づき，自己実現を目指すことの大切さを指摘しています．

A

　森の精気によって心身の疲労を取り去り，生命力を回復する森林浴が人気を集めています．森林浴という言葉や概念は日本で生まれたものですが，私たちは森に対して独特のイメージを抱いているようです．さらに近年になって，森林体験がもたらす生理・心理作用が科学的にも検証され，森林環境をヘルスケアに利用する森林療法に注目が集まっています．日本森林療法協会では，森林療法を「森林を活用してヘルスケアを行うこと」としています．つまり，森林という「場」を活用してさまざまなプログラムを行うということです．具体的なプログラムの例を次にあげます．

1. 森林浴や森林散策を楽しむ

　森のなかは植物の緑や野鳥のさえずり，土の感触など自然の刺激に満ちています．快い五感体験はストレスを解消し，精神的な癒しを与えます．パソコンやスマートフォンからのブルーライトによって疲弊した目には，森の緑が文字どおり「目の保養」になるはずです．また森のなかでは，都市環境では発生しない20 kHz（キロヘルツ）以上の高周波音が漂っていて，私たちの耳には聴こえませんが心身に安らぎを与えています．散策の途中で立ち止まって呼吸法や気功，ヨガなどを行うのもよいでしょう．

2. 森林ウォーキングやノルディックウォーキングなどの運動療法を行う

　森のなかは勾配があるので平地を歩くより負荷がかかり，また空気が清浄なので運動機能や心肺機能に良い影響があります．ノルディックウォーキングとは，2本のポール（ストック）を使って歩行をする運動で，エクササイズの効果が高まることが知られています．

③ 森のなかで心理療法や（セルフ）カウンセリングを行う

森のなかは特別な環境なので，会話がスムーズに進んだり，深い内容の会話が行われたりするなどの利点があります．

④ グループで森林レクリエーションやゲームを行う

グループで行うことで，一体感やコミュニケーション効果が得られます．ほかにも森のなかで作業療法やアートセラピーを行うなどの活用法があります．森林療法の効果としては，唾液中のコルチゾールの減少や，ナチュラルキラー（NK）細胞の活性化などが報告されています．森林療法は泊まりがけで森に行かなくても，都市部や近郊の緑地，公園などで十分に効果を得ることができます．

その他

フレッシュハーブとドライハーブは どちらが効果的？

A

　フレッシュハーブで入れたハーブティーは見た目も爽やかですが，ヘルスケアを目的にしたハーブティーはドライハーブを用いるのが基本です．この理由はいくつかありますが，まずフレッシュハーブは90％以上が水分なので，有効成分の量がドライハーブに比べて圧倒的に少ないことがあげられます．また，フレッシュハーブに熱湯を注ぐと微量のタンパク質が変性してハーブの周りに膜をつくり，成分の溶出を妨げてしまいます．さらにフレッシュハーブは生きているため活性が高く，それがある種の刺激となって飲んだ人がかゆみを感じたり，動悸が高まったりすることがあります．生の漢方がないように，古今東西で薬草茶は必ず“乾燥”という手順を踏みます．

　乾燥は保存のための処理でもあります．花部を使うハーブは，開花時に採取して乾燥させることで年間を通して使うことができます．ダンディライオンは，イヌリンという成分が腸内環境を整えるうえで重要です．根に含まれているイヌリンの量は，春には2％ですが秋には40％にも達するため，秋に収穫することになります．乾燥するということは，その過程で精油が失われるということになります．シソ科のレモンバーム（メリッサ）というハーブは，デリケートな精神状態や興奮を鎮める働きをもちますが，精油が重要な役割を果たす一方で，精油の含有量が著しく低いため，上手に乾燥させないと使用できる精油がなくなります．市販のレモンバームを使う場合は，香りがしっかり残っているものを使いましょう．

　ドライハーブに比べてフレッシュハーブの優れた点は，生命力あふれる新鮮な香りです．ペパーミントティーを入れる際にはドライハーブを使い，生のミントの葉っぱを1枚浮かべると演出的にも優れたものになります．なお，チンキ剤も基本的な原料にはドライハーブを用いますが，アメリカなどの一部のチンキ剤製造会社はフレッシュハーブを用いています．これはハーブの成分よりも，エネルギーを重視していることによるものです．

139

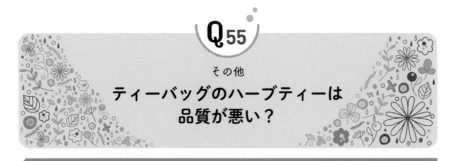

Q55

その他

ティーバッグのハーブティーは品質が悪い？

A

　これまでのティーバッグは，ハーブを包む紙の品質が悪かったり，中身が見えないことをいいことに粗悪なハーブが入っていたりと品質を疑われるものもありました．そのため，ヘルスケアとしてハーブティーを楽しむ場合は，ティーバッグではないほうがよいという考え方が一部にまだ残っています．しかし，現在のティーバッグは無漂白のペーパーを使用したり，袋の形状を工夫して成分を溶け出しやすくしたりするなど格段に進歩しています．

　ティーバッグの利点は，ポットや急須が不要で，使用後の片づけも簡単なため忙しい現代人のニーズに合っていることです．また，使用するハーブの重量があらかじめ正確に計られているため，計量する手間も省けます．さらに内容物のハーブが細かくカットされているため，短時間で効率よく抽出することができます．ただし，細かくカットされているということは酸化しやすいという欠点にもなります．

　一方，ティーバッグに詰めないで用いる方法をバルクといいます．バルクの利点は，濃いめに入れたり薄めに入れたりというように，ハーブの量を自分で調節できる点です．またハーブの有効成分の多くは色素成分や芳香成分なので，色や香り，形状などを自分の目で確かめて品質をチェックすることができます．ただし，ハーブティーの知識や経験がないと，ハーブの分量をうまく調節できないことがあります．最近は市販のお茶パックを手軽に入手することができるので，バルクで用意しておき，必要なときにお茶パックに詰めれば自家製のティーバッグができます．ティーバックとバルクの特徴を知り，賢く使い分けることが大切です．

　なお，ジャーマンカモミールのティーバッグの出し殻は，やや湿らせたまま冷蔵庫に保管しておき，肌荒れの際に患部に湿布するような再利用方法があります．疲れ目の際には，まぶたの上に乗せると冷感により回復を早めます．バルクの場合は，出し殻を貯めておいて土に返すと肥料として役立ちます．ある程度の量を貯めておき，軽く煎じたものを入浴剤にする方法もあります．

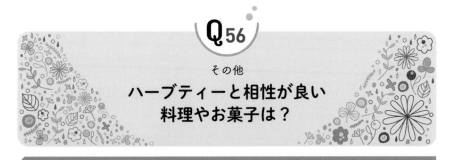

ハーブティーになじみのない人や，暮らしのなかに自然とハーブティーを取り入れてもらうには，「美味しい」と感じてもらうことが大切です．そこで，風味の観点から，料理やお菓子と相性の良いハーブティーのペアリング（組み合わせ）を紹介したいと思います．

まず，肉食を中心とした洋風料理や脂っこい料理のあとには，ペパーミントティーが最もよく合います．メントールの爽やかな香りが満腹感を和らげて消化機能を高めるので，すっきりとします．中華料理のあとにはウーロン茶やジャスミン茶がよく合いますが，これにタンニンを豊富に含むローズの花弁を加えるとさらにさっぱりとします．タンニンは高温で溶け出すので，必ず熱湯で抽出します．ごはん食やおにぎりには，意外にも南アメリカ産のマテ茶がよく合います．マテ茶にはグリーンタイプとそれを焙煎したローストタイプがありますが，それぞれ緑茶と焙じ茶に対応する風味です．マテ茶は鉄分やカルシウムを豊富に含むため栄養素の補給にもなります．

次にお菓子との相性ですが，おなじみのジャーマンカモミールティーは乳製品と相性が良いので，レアチーズケーキやババロアなどと組み合わせるとよいでしょう．ペパーミントティーや和薄荷のハーブティーはチョコレートとの相性が抜群なので，チョコレートケーキやフォンダン・ショコラと組み合わせます．仕事の合間にそれらを楽しめば，チョコレートに含まれるカフェインと，ペパーミントや和薄荷に含まれるメントールの相乗効果で活力が得られます．和菓子と相性が良いのはネトルやマルベリーで，いずれもクロロフィル（葉緑素）が豊富なハーブです．そのため，抹茶と和菓子のような組み合わせになります．マルベリーは鉄分やカルシウム，それに亜鉛などのミネラルを豊富に含みます．また，マルベリーに含まれているデオキシノジリマイシン（DNJ）は糖の吸収を抑制するので，糖分が多い和菓子とのセットは，その意味でも理に叶った組み合わせということになります．

その他

ハーブティーに砂糖を使用するのは よくない？

· **A** ·

　砂糖は血糖値を高めて糖化を招き，炎症を長引かせるので，ヘルスケアを目的にしたハーブティーには入れないのが一般的です．ただし，フランスのカフェなどでは，ベルベーヌやカモミールなどのハーブティーを注文すると，砂糖と一緒に提供されることもあるので，嗜好品としてはこの限りではありません．

　アーティチョークやウコン（ターメリック），ダンディライオンなどの苦味のあるハーブは，苦味そのものがシグナルとなって肝機能を高めたり代謝が活発になったりします．これらのハーブティーに砂糖を入れてしまうと苦味が打ち消され，そうした働きは得られなくなってしまいます．したがって，ハーブティーは「苦いものは苦いまま飲む」のが基本です．

　その一方で，意識的に砂糖を濃いめに入れて服用するケースもあります．咳止めを目的としてタイムやフェンネルのハーブティーを服用するケースがそれにあたり，タイムシロップ，フェンネルシロップと呼ばれます．タイムは抗菌作用と鎮痙作用を，フェンネルは去痰作用をもちます．砂糖ではなくハチミツを使う場合は，タイムハニー，フェンネルハニーと呼ばれ，気管支炎や軽度の喘息に用いられます．甘味は気持ちを和ませるので，就寝前のカモミールティーやリンデン（西洋ボダイジュ）ティーに良質のハチミツをひとさじ加えて服用するのは上手な方法です．

　イギリスで愛されている伝統的なハーブ飲料に，コーディアルという飲料があります．これは高濃度の砂糖液にハーブを漬け込み，糖分の浸透圧でハーブのエキス分を引き出した飲料です．糖度が高いため保存料などは不要です．なかでもエルダーフラワーや，レモンなどの柑橘類を原料にしたエルダーフラワーコーディアルが人気です．エルダーフラワーはフラボノイドを豊富に含むため，毛細血管の透過性亢進を抑制し，アレルギー反応を抑制します．そのため，インフルエンザや花粉症におけるくしゃみ，鼻水などの諸症状の緩和によく用いられています．

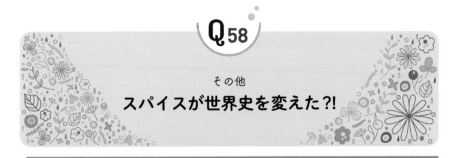

その他

スパイスが世界史を変えた?!

A

　防腐剤や保存剤が存在しなかった時代には，抗酸化作用の強いスパイス類が食品の保存には必要不可欠でした．また，スパイスを自由に使えることが富や権力の象徴でもあり，王公貴族は競って入手したのです．中世ヨーロッパではローマ帝国の滅亡や，イスラム勢力の台頭，十字軍の派兵などの政情不安によってスパイスの安定的な入手がますます困難な状況に陥りました．今では，デパートのスパイス売場に行けば世界中のスパイスが簡単に手に入りますが，昔はそうはいきませんでした．

　スパイスは，はるか東方から陸路でヨーロッパまで届けられるため，多くの商人が介在して価格が高騰し，かつ入荷も不安定でした．そうした状況を打破したのは1492年，ジェノバ生まれのクリストファー・コロンブスで，彼はスペインの女王イサベルの命を受け，不老長寿の薬であるスパイスを求めてスペインの港を出発しました．その結果，コロンブスは新大陸に漂着したのです．

　彼に続く大航海時代を機に，新大陸からヨーロッパにトマトやジャガイモなどの野菜がもたらされ，さらに東南アジアからクローブやシナモンなどの香辛料がヨーロッパにもたらされました．クローブやナツメグなどはモルッカ諸島でしか生産できなかったため，やがてこの地域をめぐって各国の間で争奪戦が繰り広げられるようになりました．ポルトガルやスペインに続いて，イギリスやオランダ，そしてフランスが参入し，スパイスの貿易を行う東インド会社が設立されます．その後，東インド会社は貿易だけでなく，次第にインドに行政組織をつくり，植民地の統治機関へと変貌していきました．

　このように，現代のグローバリズムの源流は，不老長寿の薬を求める人類の欲望にあったというわけです．なお，アロマセラピーでキャリアオイルとして用いられるホホバや，フランスでハーブティーとして人気のあるベルベーヌはアメリカ大陸原産ですが，こうしたハーブがヨーロッパにもたらされたのも東西交易の結果といえます．私たちの「緑の薬箱」（家庭の常備ハーブ）に入っているルイボスは南アフリカ共和国

から，ローズマリーはフランスから，ローズヒップはチリからというように，今では世界中からハーブが届けられています．

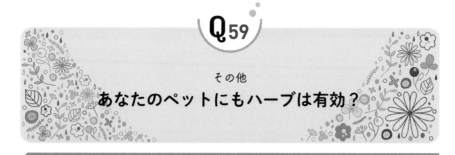

その他
あなたのペットにもハーブは有効？

A

　ペットといっても主人と家来といった関係ではなく，コンパニオンアニマル（家族の一員としての動物）といった捉え方で動物を飼育する人が増えています．現代社会は動物にとってもストレスが多いため，精神的な問題を抱えたり，動物も高齢になって介護が必要になったりするなど，動物向けのハーブに注目が集まっています．言うまでもなく，ハーブは万能ではないので，必要に応じて獣医師による治療を視野にいれて「統合獣医学」や「ホリスティック獣医学」といったスタンスで取り組みましょう．なおアロマセラピーについては，動物は嗅覚が格段に鋭いことや，特に猫は代謝の違いから，精油の使用は控えたほうが賢明です．

　症状に対するハーブの処方内容は，人間の場合とほぼ同様と考えてよいでしょう．与え方はハーブティーにして飲ませたり，パウダーにして食事に混ぜて与えたりする方法などがあります．

　関節炎や股関節形成不全には，ネトルやダンディライオンがよく用いられます．結合組織の強化には，コラーゲンの合成に必要なビタミンCを豊富に含むローズヒップや，ケイ素を豊富に含むスギナを与えます．ストレスによる緊張や興奮には，鎮静作用をもたらすバレリアンやパッションフラワー，ジャーマンカモミールなどを単独，あるいはブレンドして与えます．不安や問題行動には「バッチ博士の花療法」を試してみるのもよいでしょう．これは，イギリスのエドワード・バッチ博士が考案した療法です．野生の花の癒しの力を用いたもので，作用機序は明らかではありませんが，安全性が高いので安心して試せる利点があります．

　また，食欲低下や消化不良には，ダンディライオンなど苦味のあるハーブで食欲を刺激します．鼓腸や疝痛には，ジャーマンカモミールやフェンネルなどの駆風作用（腸内のガスを排出する働き）をもつハーブを与えます．高齢の犬の消化器機能低下や肝機能低下にはダンディライオン，循環器機能低下にはホーソンやエゾウコギを与えます．エゾウコギは活力や気力を高め，加齢に伴う心身の衰えを防ぎます．

参考文献

- 今西二郎 監修, 林 真一郎：臨床で活かせる アロマ＆ハーブ療法, 南山堂, 2015.

- 林 真一郎 編：メディカルハーブの事典 改訂新版―主要100種の基本データ, 東京堂出版, 2016.

- 今西二郎：メディカル・アロマセラピー 改訂3版, 金芳堂, 2015.

- 小池一男 監修, 林 真一郎, 渡辺肇子 監訳, 今 知美 訳：メディカルハーブ安全性ハンドブック 第2版, 米国ハーブ製品協会 (AHPA), ゾーイ・ガードナー, マイケル・マクガフィン 原編著, 東京堂出版, 2016.

- 三浦於菟, 林 真一郎, ケニー・クフタ 監修, 長谷川 圭 訳：フィトセラピー植物療法事典, フォルカー・フィンテルマン, ルードルフ・フリッツ・ヴァイス 原著, ガイアブックス, 2012.

- 岸田聡子, 林 真一郎 監修, 池田朗子, 八木知美 訳：精油の安全性ガイド 第2版, ロバート・ティスランド, ロドニー・ヤング 原著, フレグランスジャーナル社, 2018.

- American Botanical Council (ABC). Available at：〈https://www.herbalgram.org/〉

Index

一般索引

ハーブ索引

精油索引

🌸 著者紹介

林 真一郎　グリーンフラスコ代表・薬剤師

1982年に東邦大学薬学部薬学科を卒業後，保険薬局勤務を経て1985年にハーブ専門店グリーンフラスコを設立する．2001年，植物療法の調査・研究とエビデンスの構築をめざしてグリーンフラスコ研究所を設立し，現在では医師・薬剤師・看護師などとネットワークを作り，情報交換を行いながら植物療法の普及に取り組んでいる．
東邦大学薬学部客員講師，静岡県立大学大学院非常勤講師，日本赤十字看護大学大学院非常勤講師，城西大学薬学部医療栄養学科非常勤講師を兼任．
日本アロマセラピー学会理事，日本メディカルハーブ協会理事長．

ピンポイント解説！
アロマ＆ハーブ療法 Q&A

2021 年 3 月 1 日　1 版 1 刷　　　　　　　　　　©2021

著　者
林　真一郎
はやし　しんいちろう

発行者
株式会社 南山堂　代表者 鈴木幹太
〒113-0034　東京都文京区湯島 4-1-11
TEL 代表 03-5689-7850　www.nanzando.com

ISBN 978-4-525-70581-7

JCOPY 〈出版者著作権管理機構 委託出版物〉

複製を行う場合はそのつど事前に（一社）出版者著作権管理機構（電話03-5244-5088，FAX 03-5244-5089，e-mail: info@jcopy.or.jp）の許諾を得るようお願いいたします．

本書の内容を無断で複製することは，著作権法上での例外を除き禁じられています．また，代行業者等の第三者に依頼してスキャニング，デジタルデータ化を行うことは認められておりません．

A7058110101-A